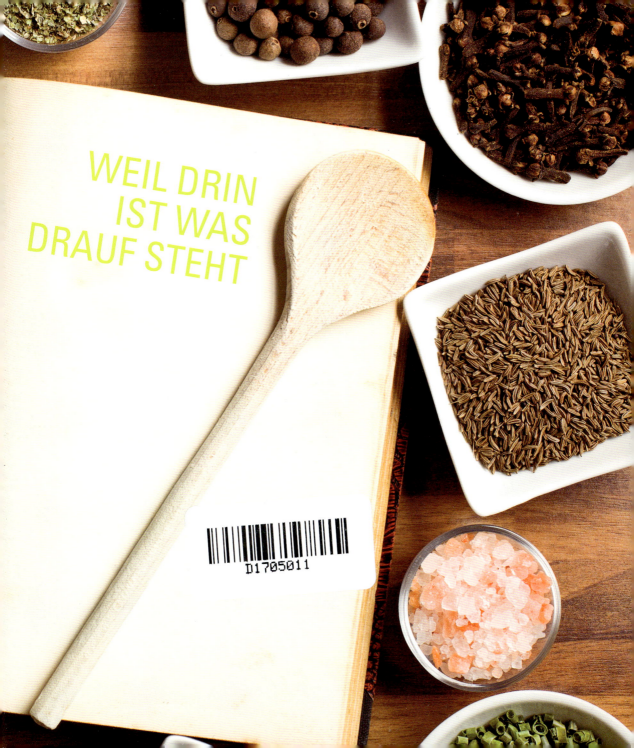

# DER KOPF

Das Gehirn, unsere Schaltzentrale, die auch den inneren Schweinehund steuert, ist süchtig nach Freude und Spaß. Der Mensch bzw. das Gehirn hat sich in Millionen Jahren entwickelt, aber die Prozesse aus der Urzeit – unsere Instinkte – laufen noch immer ziemlich gleich ab wie damals. Diese Grundeinstellungen würden uns superfit halten, wäre unser Lebensstil nicht ein komplett anderer als noch vor Tausenden von Jahren. Sehen wir uns doch einmal an, wie unsere Denkzentrale entstanden ist und welche Instinkte sich in uns entwickelt haben.

Vor ca. 260 Millionen Jahren hat sich am oberen Ende des Rückenmarks das sogenannte Stammhirn oder Nachhirn entwickelt. In diesem ältesten Teil des Gehirns sind alle lebensnotwendigen Prozesse wie Blutzirkulation, Herzschlag, Atmung, Reflexe, also die gesamten Organfunktionen, geregelt.

Etwa 100 Millionen Jahre später hat sich darüber das Zwischenhirn, auch emotionales Hirn, entwickelt. Dieses Zwischenhirn ist für unser Empfinden wichtig, da von hier aus Emotionen, Gefühle und die lebensbestimmenden Hormone gesteuert werden. Wir sind von Natur aus darauf ausgerichtet, dass es uns gut geht, dass wir Spaß am Leben haben und glücklich sind. Wir sind auf Lust, Freude und Erfolg programmiert. Leider sind wir auch etwas faul. Wenn wir mehr Energie aufwenden müssen, um unsere momentane Position zu verändern, als wir uns Vorteile von dieser Umstellung erwarten, ziehen wir es in vielen Fällen vor, zu bleiben wo wir sind und uns nicht zu verändern.

Als Zentrum für Lust steuert der Hypothalamus in unserem Kopf unser Essverhalten. Hunger und Appetit fallen dann über uns her und sind Herr der Lage. Diesem zu entgehen bringt ein ganz neues Leben mit sich! Ein gesunder Geist lebt dann in einem gesunden Körper.

Erleben Sie eine gesunde Balance zwischen Ernährung und Bewegung. Wie? Mit „KOPF trifft BAUCH" lernen Sie Ihren Alltag nachhaltig so zu meistern, dass Träume nicht mehr nur Schäume bleiben. Unser Körper bleibt dann gesund, wenn unser Geist glücklich, die Ernährung ausgewogen und der Stoffwechsel aktiv ist.

# TRÄUME SIND SCHÄUME – IST ES TATSÄCHLICH SO?

**DAS KOMMT IHNEN BEKANNT VOR?** Mein Gewicht liegt in den Genen! Ich habe schwere Knochen! Allein beim Hinsehen setzt das Stück Kuchen an meiner Hüfte an!

Dass Diäten nicht funktionieren, wissen wir mittlerweile, doch die Hoffnung stirbt bekannterweise zuletzt! Viele Diäten bewirken leider nur eines: Wir essen immer weniger, unser Stoffwechsel wird dadurch immer langsamer und wenn wir dann mal „sündigen", dann setzt es direkt an. Denn der Körper ist darauf gespeichert, für Notzeiten vorsorglich einen (Fett-)Puffer aufzubauen. Eine Diät nach der anderen durchzumachen, ist für unseren Körper das Stressigste und langfristig gesehen Ungesündeste, was wir ihm antun können!

Die gute Nachricht kommt jetzt: Ein gesunder Stoffwechsel kann auch die leckerste Torte verwerten.

Kommen Sie mit auf die Reise durch Ihren Körper und erfahren Sie wie!

# ERKENNTNIS IST DER ERSTE SCHRITT ZUR BESSERUNG

Um Essgewohnheiten zu verbessern, benötigen wir zunächst eine Analyse des Ist-Zustandes. Hierfür wurde der Ernährungscheck erschaffen. Dokumentieren Sie hierbei alle Nahrungsmittel, die Sie zu sich nehmen und lernen Sie aus der Erläuterung wohin die Reise gehen soll.

„Das weiß ich doch eh!", denken Sie jetzt? Mag sein. Es jedoch schriftlich vor Augen zu haben, schafft den ersten Schritt zur Veränderung. Entnehmen Sie Ihren persönlichen Zugang zum Online-Ernährungscheck dem beiliegenden Gutschein. Auf der Rückseite bekommen Sie eine genaue Anleitung zur Analyse. Füllen Sie das Protokoll 4 Tage lang aus und erfahren Sie dann, wie Sie Ihr Essverhalten optimieren können.

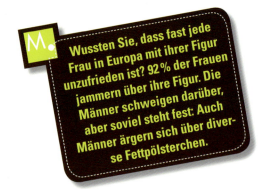

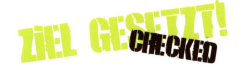

# VERÄNDERUNG DURCH ZIELE –
## ODER WÜNSCH DIR WAS!

Keine Frage: Jeder vernünftig denkende Mensch möchte sich gut, fit und sexy fühlen. Wir wüssten auch alle zumindest ungefähr, wie es funktionieren könnte. Und trotzdem machen sich nur wenige auf, um dieses Ziel zu erreichen. So viele Menschen beginnen mehrmals im Leben ihre Figur zu ändern, haben auch meist schnell erste Erfolge und fühlen sich noch dazu großartig. Und trotzdem schaffen es die wenigsten, ihren Kurs zu halten.

Setzen Sie sich Ihr persönliches Ziel. Formulieren Sie es ganz deutlich, ganz detailliert! Wie genau soll Ihr Körper in 3 Wochen langfristig aussehen? Wie wollen Sie sich dabei fühlen? Hängen Sie ein Foto, auf dem Sie den Idealzustand Ihres Körpers hatten, an Ihren Badezimmerspiegel und Sie haben so Ihr Ziel immer vor Augen! Wünschen Sie sich Ihren idealen Körper, Ihr Lebensgefühl ganz intensiv beim Anblick Ihres Bildes. Tun Sie's – es funktioniert!

Es geht nicht darum, irgendein Ziel zu erreichen und dann wieder in unsere alten Gewohnheiten zu verfallen. Wir wollen jeden Tag etwas tun, damit es uns besser geht. Machen Sie jeden Tag einen kleinen Schritt mit positiven Veränderungen, schaffen Sie so ein neues Bewusstsein und erleben Sie, wie sich neue Lebensenergie entwickelt.

Glauben Sie an sich, denn der Glaube versetzt bekanntlich Berge! Leben Sie Ihre Träume und vergessen Sie nicht Ihre Illusionen und Visionen – das Leben ist zu kurz, um erst morgen damit zu beginnen!

**Was ist Bio?**
Landwirtschaftlicher Anbau ohne chemisch-synthetische Düngemittel, Pestizide oder Pflanzenschutzmittel gegen Krankheitserreger und tierische Schädlinge. Damit wird verhindert, dass Stoffe in die Lebensmittel gelangen, die verantwortlich für bestimmte Allergien gemacht werden und zur Resistenz gegen bestimmte Medikamente führen können.

abwarten
vertagen
verschieben
zögern
später
morgen

**NEIN... Machen!**

## M. TIPP -für SIE!

Auf zur Lebensfreude! Wenn nicht jetzt – wann dann? Bewusst leben, Ziele setzen und mit dem Startschuss jetzt Gas geben! Stellen Sie sich vor den Spiegel und schütteln Sie Ihren ganzen Körper kräftig! Bleiben Sie dann abrupt stehen – wackelt Ihr Körper weiter, so ist es höchste Eisenbahn für den Ernährungscheck. ☺

# DER BAUCH

„Im Magen kommt alles z'samm!" – wahre Worte! Umso wichtiger ist es, dafür zu sorgen, dass hochwertige Nahrungsmittel in unseren Körper gelangen – denn nur diese machen Sinn und bilden regelrecht unsere Struktur. EIWEISS, auch Protein genannt, wird aus dem griechischen Wort „proteos" abgeleitet, das übersetzt „ich nehme den ersten Platz ein" bedeutet. Sie erkennen nun, welche Wichtigkeit dieser Hauptnährstoff in der Ernährungslehre darstellt. Protein formt unseren Körper, indem es Zellen, Muskeln und Gewebe aufbaut. Es setzt sich aus Aminosäuren zusammen, von denen es essentielle, also lebenswichtige gibt, die täglich durch Nahrung zugeführt werden müssen. Um aus Nahrungseiweiß körpereigenes Eiweiß gewinnen zu können, werden Aminosäuren durch die Darmwand an die benötigte Stelle (z.B. Muskeln, Haare, Haut, Leber, Knochen, Organe) transportiert. Dafür müssen alle 8 lebensnotwendigen Aminosäuren in den zugeführten Lebensmitteln vorhanden sein. Ist dies der Fall, so spricht man von einer HOHEN BIOLOGISCHEN WERTIGKEIT – d.h. das körperfremde Eiweiß kann nahezu komplett in körpereigenes umgewandelt werden.

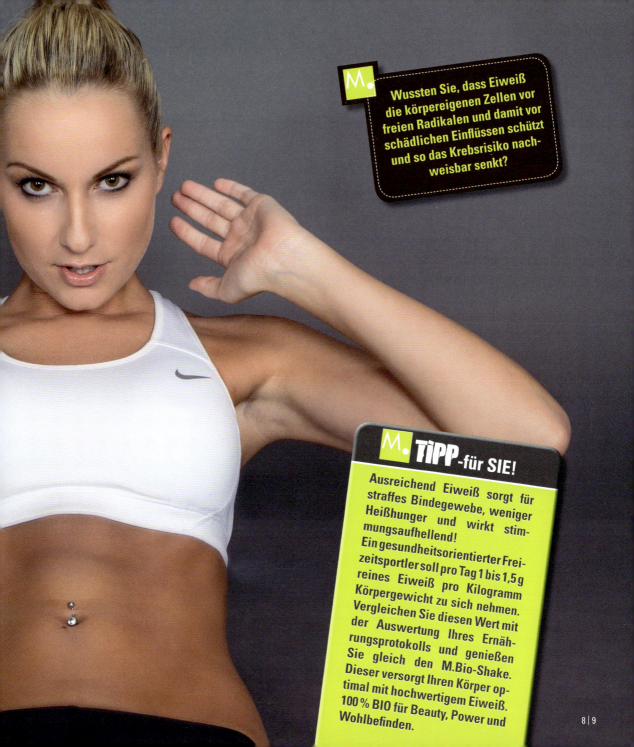

# REINES EIWEISS ZU ESSEN MACHT WENIG SPASS ...

... und um Spaß geht's doch im Leben! Genießen wir also dazu noch Kohlenhydrate und Fette! „Aber Fett macht doch fett!", rufen Sie jetzt?

Ganz im Gegenteil! Gute Fettsäuren kurbeln unseren Stoffwechsel – den Motor unseres Lebens – erst so richtig an. Wertvolle Omega-3- und Omega-6-Fettsäuren sind in Olivenöl, Leinöl, Walnussöl und Weizenkeimöl enthalten. Diese bitte jedoch nicht stark erhitzen, da sonst die wertvollen Bestandteile zerstört werden können. Braten Sie mit Kokosfett, Ghee oder Rapsöl Ihre Speisen an.

Leider werden sogenannte „Light-Produkte" bestens vermarktet, sodass wir als Verbraucher gar nicht erkennen, was denn alles in diesen abgepackten Lebensmitteln steckt. Fett ist ein Geschmacksträger. Wird dieser entfernt, muss Geschmack wieder in das Nahrungsmittel zurückgebracht werden. Dies geschieht dann mit Hilfe von Aromastoffen, Glutamaten, Süßungsmitteln – und damit das Ganze auch noch schön aussieht, gibt´s eine (meist große) Prise Farbstoffe dazu!

Dass diese Zusatzstoffe nicht gesund sein können, wissen wir mittlerweile alle. Achten Sie beim nächsten Einkauf doch einmal auf die Rückseite der Verpackung und seien Sie erstaunt, was alles in unserem täglichen Essen enthalten ist. Brauchen wir das wirklich? An sich nicht! Steigen wir doch auf natürliche, möglichst unverarbeitete Lebensmittel um. Das ist gesünder und schmeckt noch dazu besser!

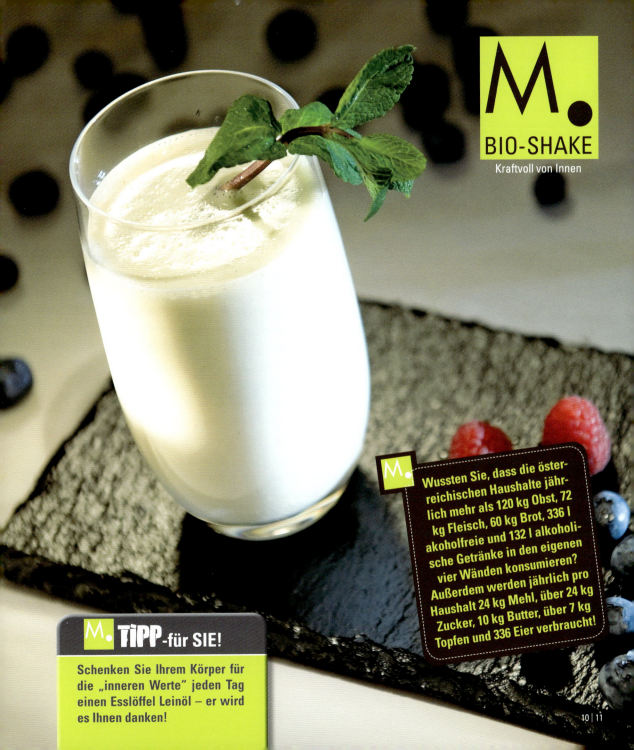

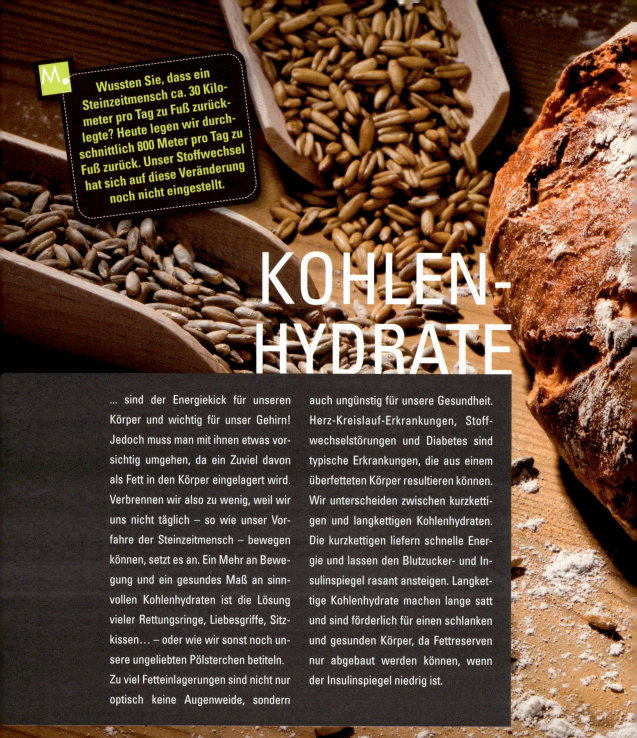

> **M.** Wussten Sie, dass ein Steinzeitmensch ca. 30 Kilometer pro Tag zu Fuß zurücklegte? Heute legen wir durchschnittlich 800 Meter pro Tag zu Fuß zurück. Unser Stoffwechsel hat sich auf diese Veränderung noch nicht eingestellt.

# KOHLEN-HYDRATE

… sind der Energiekick für unseren Körper und wichtig für unser Gehirn! Jedoch muss man mit ihnen etwas vorsichtig umgehen, da ein Zuviel davon als Fett in den Körper eingelagert wird. Verbrennen wir also zu wenig, weil wir uns nicht täglich – so wie unser Vorfahre der Steinzeitmensch – bewegen können, setzt es an. Ein Mehr an Bewegung und ein gesundes Maß an sinnvollen Kohlenhydraten ist die Lösung vieler Rettungsringe, Liebesgriffe, Sitzkissen… – oder wie wir sonst noch unsere ungeliebten Pölsterchen betiteln. Zu viel Fetteinlagerungen sind nicht nur optisch keine Augenweide, sondern auch ungünstig für unsere Gesundheit. Herz-Kreislauf-Erkrankungen, Stoffwechselstörungen und Diabetes sind typische Erkrankungen, die aus einem überfetteten Körper resultieren können. Wir unterscheiden zwischen kurzkettigen und langkettigen Kohlenhydraten. Die kurzkettigen liefern schnelle Energie und lassen den Blutzucker- und Insulinspiegel rasant ansteigen. Langkettige Kohlenhydrate machen lange satt und sind förderlich für einen schlanken und gesunden Körper, da Fettreserven nur abgebaut werden können, wenn der Insulinspiegel niedrig ist.

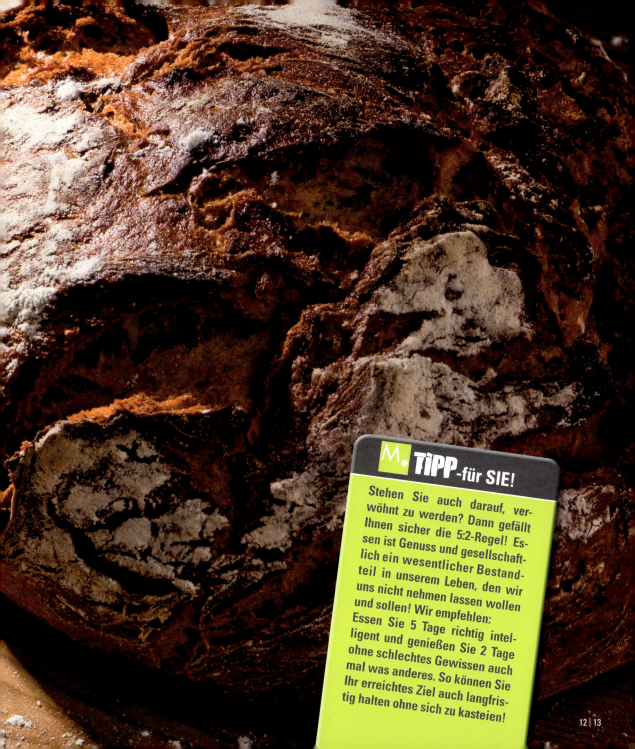

## M. TiPP - für SIE!

Stehen Sie auch darauf, verwöhnt zu werden? Dann gefällt Ihnen sicher die 5:2-Regel! Essen ist Genuss und gesellschaftlich ein wesentlicher Bestandteil in unserem Leben, den wir uns nicht nehmen lassen wollen und sollen! Wir empfehlen: Essen Sie 5 Tage richtig intelligent und genießen Sie 2 Tage ohne schlechtes Gewissen auch mal was anderes. So können Sie Ihr erreichtes Ziel auch langfristig halten ohne sich zu kasteien!

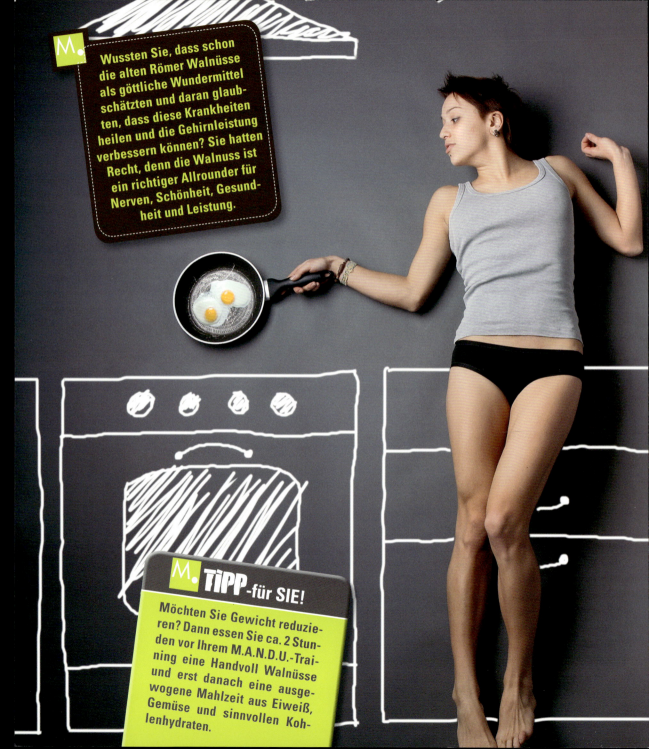

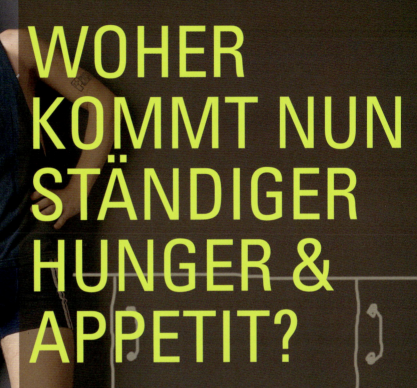

# WOHER KOMMT NUN STÄNDIGER HUNGER & APPETIT?

Ein dauerhaft erhöhter Blutzuckerspiegel sendet dem Gehirn das Signal „Ich will essen"! Dann zu widerstehen ist meist unmöglich! Es mangelt in diesen Situationen also nicht an Disziplin – wie wir uns bei Heißhungerattacken oft verurteilen. Tricksen Sie Ihren Körper aus: Nahrungsmittel, die den Blutzuckerspiegel nicht stark ansteigen lassen, 5 Stunden in denen Sie nur reines Wasser trinken und 3 ausgewogene Mahlzeiten geben Ihrem Stoffwechsel ein sicheres Gefühl, dass er nicht für Notzeiten – also wenn's mal nur 2 Mahlzeiten am Tag oder das berühmte „Dinner cancelling" gibt – Fettreserven einlagern muss.

Viele tolle Anregungen finden Sie bei unseren Rezepten.

# DER GROSSE HORMONSTAU

Unser Organismus produziert Tag für Tag und Nacht für Nacht viele verschiedene Hormone. Hormone sind chemische Botenstoffe, die meistens über das Blut transportiert werden und gemeinsam mit dem Nervensystem versuchen, den Körper im Gleichgewicht zu halten. Sie steuern den Stoffwechsel, die Verdauung, die Körpertemperatur, das Wachstum und sind auch für unser Gefühls- und Sexualleben verantwortlich. Zwei Hormone betrachten wir nun mal näher. Das Wachstumshormon wird in der Hypophyse freigesetzt und gelangt über die Blutbahn zur Leber und an die Fettzellen, wo es seine eigentliche Wirkung verrichtet. Es kann die Lebensdauer der Zellen im Körper erhöhen, wirkt muskelaufbauend und fettvermindernd. Es steigert den Blutzuckerspiegel, um Energie für die Eiweißsynthese bereitzustellen. Bei Überdosierung kann es Diabetes auslösen. Außerdem steigt durch das Wachstumshormon die Wirkung der Sexualhormone bei Frau und Mann.

Das Testosteron spielt eine Rolle bei der körperlichen und psychischen Entwicklung des Mannes. Vor allem ist es als „Lusthormon" des Mannes verantwortlich. Testosteron beschleunigt das Längenwachstum und beeinflusst die Muskulatur, nimmt aber – als sogenannter ‚Fatburner' – auch Einfluss auf den Fettstoffwechsel. Hormone werden unter anderem durch die Nährstoffe aus unseren Lebensmitteln gebildet. Sie sehen auch hier, die Wichtigkeit einer ausgewogenen, natürlichen Ernährung.

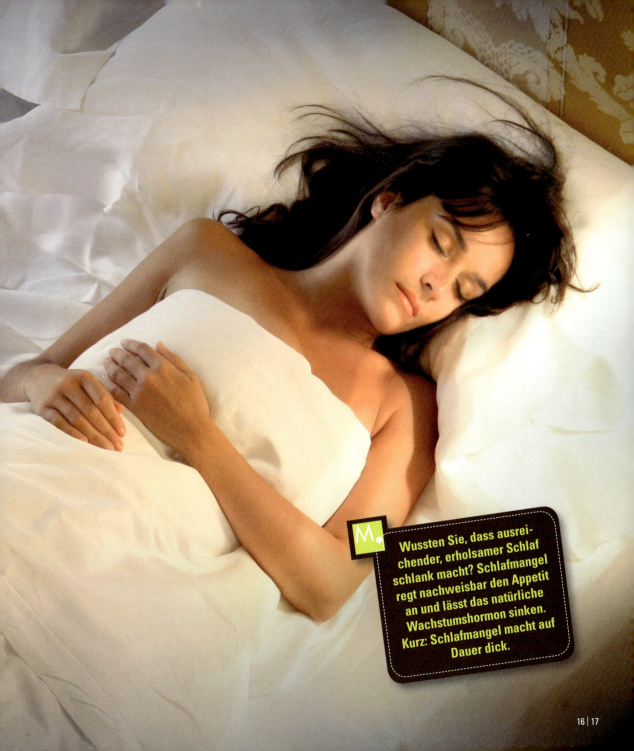

**M.** Wussten Sie, dass ausreichender, erholsamer Schlaf schlank macht? Schlafmangel regt nachweisbar den Appetit an und lässt das natürliche Wachstumshormon sinken. Kurz: Schlafmangel macht auf Dauer dick.

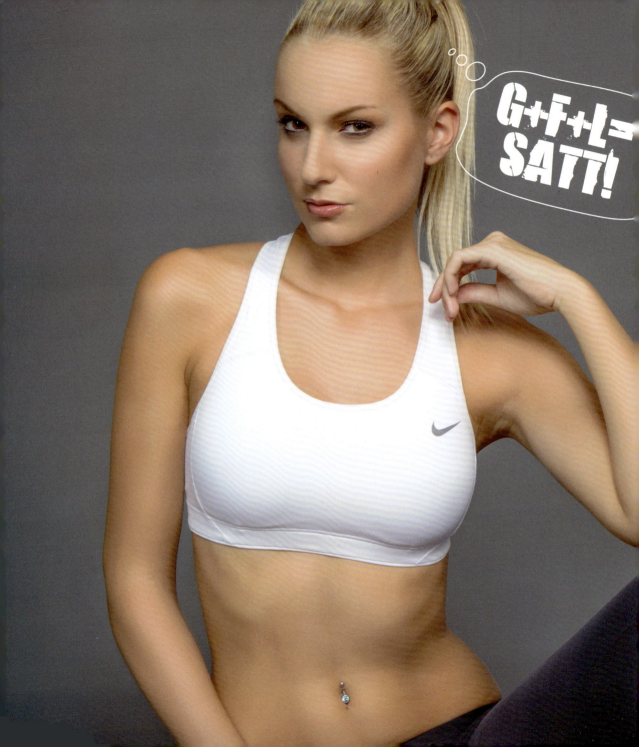

# ZEIT ZUM STOFFE WECHSELN?

## GRUNDUMSATZ + FREIZEITUMSATZ + LEISTUNGSUMSATZ
## = SATTESSEN

Die Verwertung zugeführter Nährstoffe in körpereigene Stoffe nennen wir Stoffwechsel. Dabei spielen sich höchst imposante Prozesse ab: Aminosäuren aus dem Fetakäse werden zu Muskelzellen. Lachsforelle verwandelt sich in Organe. Ein Rinderfilet verbessert schlagartig unser Bindegewebe.

Hört sich zu leicht an, um wahr zu sein? Probieren Sie es mit unseren fantastischen Rezepten aus und feuern Sie Ihren Stoffwechsel, den Motor unseres Körpers, so richtig an!

Vielleicht haben Sie diese Begriffe schon einmal gehört oder wundern sich, wie drahtige Athleten bergeweise Pasta verputzen können? Das Geheimnis hierfür ist ein hoher Kalorienumsatz des Körpers. Dieser wird durch einen gesunden Stoffwechsel und ein hohes Maß an Muskulatur ermöglicht. Je mehr Muskeln wir haben, umso mehr Energie müssen wir unserem Körper zuführen, um diese auch zu erhalten. Und Muskeln formen unseren Körper nicht nur, sie halten ihn auch: Rücken, Beckenboden und Beine sind nur dann auch im hohen Alter stark, wenn wir sie in jungen Jahren trainieren.

Je öfter wir vom Sofasitzer zum Joggingflitzer werden, umso voller darf der Teller schließlich gefüllt sein.

**M.TiPP -für SIE!**

Lassen Sie mit der InBody-Messung Ihren Kalorienumsatz und Ihre Körperzusammensetzung in Ihrem M.A.N.D.U. genau analysieren!

# DER FETT-VERBRENNUNGSTRICK

Sie kennen sicher die vielen „Wundermittel", die zur Fettverbrennung im Umlauf sind. Und Sie wissen vielleicht aus eigener Erfahrung, dass sie nichts bringen, außer die Geldreserven zum Schmelzen. Keine Sorge, der einzige Fettverbrennungstrick, der wirklich funktioniert, kostet Sie keinen Cent und kann auch nicht mit Geld erworben werden. Dafür gibt es 656 Helfer in unserem Körper, die den Trick durchführen. Sie fragen sich wer das ist? Ein Tipp: Sie sind unterschiedlich groß und oft mit einer weichen Fettschicht überzogen. Diese Fettschicht kann in gewissen Problemzonen auch schon ganz schön stark ausgeprägt sein, sodass man die „Wunderteile" darunter nicht mehr so leicht spüren oder ertasten kann. Je seltener man diese nützt, desto schneller schrumpfen sie.

Diese ‚Wunderteile' sind unsere Muskeln – 656 gute Freunde, die schlank und sexy machen.

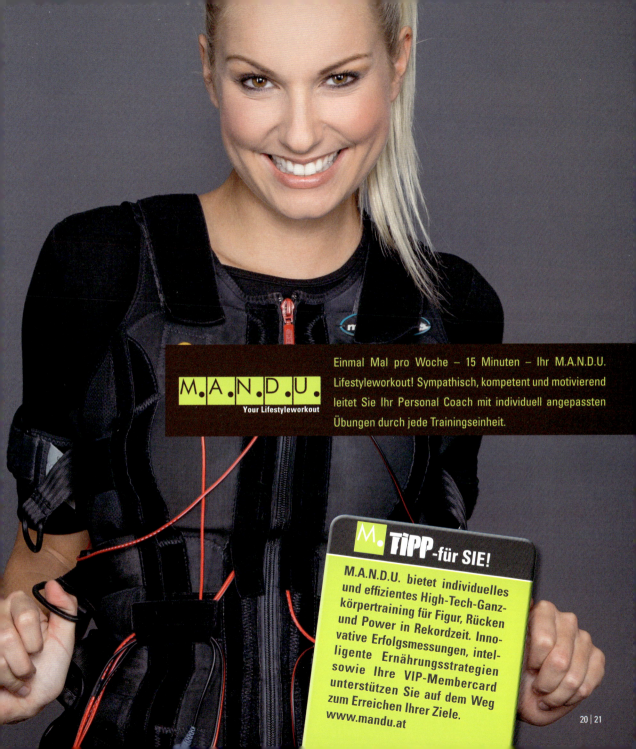

**M.A.N.D.U.**
Your Lifestyleworkout

Einmal Mal pro Woche – 15 Minuten – Ihr M.A.N.D.U. Lifestyleworkout! Sympathisch, kompetent und motivierend leitet Sie Ihr Personal Coach mit individuell angepassten Übungen durch jede Trainingseinheit.

**M. TiPP -für SIE!**

M.A.N.D.U. bietet individuelles und effizientes High-Tech-Ganzkörpertraining für Figur, Rücken und Power in Rekordzeit. Innovative Erfolgsmessungen, intelligente Ernährungsstrategien sowie Ihre VIP-Membercard unterstützen Sie auf dem Weg zum Erreichen Ihrer Ziele.
www.mandu.at

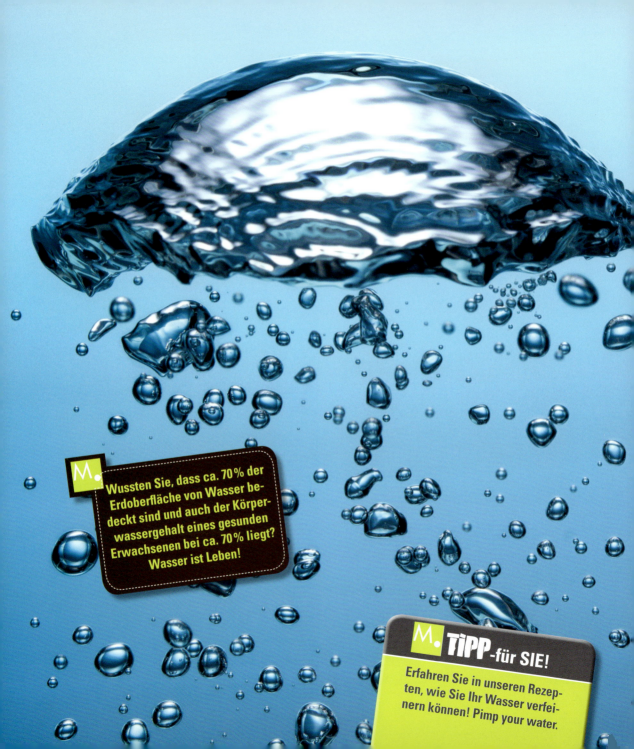

# WASSER – DER FLUSS DURCH UNSEREN KÖRPER

Wasser hat viele Aufgaben in unserem Körper: Giftstoffe werden abtransportiert, Schlackstoffe abgebaut, aber auch wichtige Nährstoffe in die Körperzelle gebracht. Dabei gilt: je reiner das Wasser, desto besser! Genießen Sie zwischen Ihren Mahlzeiten reines Wasser, schmecken Sie es und greifen Sie künftig zu einer Wassersorte, die Ihnen so richtig gut bekommt! Als Faustregel gilt: Trinken Sie bitte pro 25 Kilogramm Körpergewicht 1 Liter Wasser pro Tag!

Verzichten Sie auf Energy Drinks, Fruchtsäfte und Alkohol wann immer es geht! Sie begünstigen die Fetteinlagerung und tragen nur bedingt zur Erhöhung des Wasserhaushaltes im Körper bei.

Alle Infos auf einen Blick finden Sie in Ihrem ausklappbaren Fahrplan. Werfen Sie täglich einen Blick darauf und verändern Sie Ihre Essgewohnheiten ganz einfach!

# IHR 3-WOCHEN-FAHRPLAN LOS GEHT´S!

Nun haben wir verstanden, wie unser Körper funktioniert!

Und jetzt geht's an die Umsetzung! Starten Sie heute mit dem 3-Wochen-Fahrplan zum Erfolg! „Puuuh" werden Sie jetzt seufzen – schon vor Augen, dass Sie Abende allein vor dem Fernseher verbringen, bei jeder Kaffeepause zähneknirschend das Kekserl ablehnen müssen und immer genau auf das Appetit haben werden, was Sie 3 Wochen lang IN KEINEM FALL verzehren sollten.

So schwer machen wir's Ihnen nicht! Genießen Sie! Leben Sie leidenschaftlich! Aber verinnerlichen Sie Stück für Stück die folgenden Regeln und ändern Sie so Schritt für Schritt Ihre Essgewohnheiten! Unser Tipp: nicht gleich alles auf einmal! Genauso wie wir uns realistische Ziele setzen, so gehen wir bei unserem Fahrplan in kleinen Schritten vor. Beachten Sie pro Woche 2 neue M.Tipps, dann geht's nach und nach bergauf.

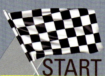

## WOCHE 1

**M.SCHRITT 1** **Tag 1:** Sollten Sie sich in letzter Zeit besonders ungesund ernährt haben, empfehlen wir einen darmreinigenden Entschlackungstag einzulegen. Essen Sie an diesem Tag nur Obst und Gemüse und reinigen Sie Ihren Körper. Verwenden Sie dazu, wenn Sie es optimal machen möchten, Bittersalz aus Ihrer Apotheke.

**M.SCHRITT 2** **Tag 2-5:** Füllen Sie den Online-Ernährungscheck 4 Tage lang aus. Sie werden dabei Ihre optimalen Essensmengen herausfinden und schnell Erfolge spüren. Alle Informationen finden Sie auf Ihrem persönlichen Gutschein.

**M.SCHRITT 3** Nehmen Sie Ihren Fahrplan zur Hand und kommen Sie jede Woche mit zwei neuen M.Tipps Ihrem Ziel näher! Je konsequenter Sie sich in den 3 Wochen an die 6 M.Tipps halten, umso schneller werden diese in Fleisch und Blut übergehen – probieren Sie's aus, es funktioniert!

**1.M.TIPP:** Wasser ist Leben! Trinken Sie regelmäßig über den Tag verteilt ausschließlich reines Wasser! Als Faustregel gilt: 1 Liter Wasser pro 25 Kilogramm Körpergewicht täglich ist für einen gesunden Stoffwechsel das A und O! Verzichten Sie auf Alkohol und Fruchtsäfte um Ihren Erfolg zu optimieren!

**2.M.TIPP:** Essen Sie täglich 3 intelligente Mahlzeiten! Kombinieren Sie diese aus Eiweiß, Gemüse, Obst und sinnvollen Kohlenhydraten. Essen Sie nicht zu wenig: Dies legt Ihren Stoffwechsel lahm und sorgt für unnötige Fetteinlagerungen. Halten Sie zur optimalen Fettverbrennung 4-6 Stunden Pause zwischen den Mahlzeiten ein, in denen Sie nur reines Wasser trinken! Richten Sie sich für Ihre empfohlene Essensmenge nach dem M.Fahrplan. Mit Hilfe des Online-Ernährungschecks werden Sie Ihre optimale Menge schnell finden.

## WOCHE 2

**SCHRITT 4:** Halbzeit! Sie fühlen sich gut und sehen schon im wahrsten Sinne des Wortes Licht am Ende des Tunnels. Die Arbeitskollegen wollen Sie mit Schokokuchen gepaart mit Klatsch-, Tratsch- und Jammergeschichten verführen? Halten Sie durch! Trinken Sie viel Wasser, bleiben Sie in Ihrer für die Hormone idealen Nichtraucherzone und Ihr Selbstvertrauen wird von Tag zu Tag wachsen. Die maximal drei Minuten Genuss, die das Kuchenverschlingen bringt, halten Sie auch so durch und werden sich danach definitiv besser fühlen als Ihre Kollegen!

**3.M.TIPP:** Runter von der Couch! Bewegung ist Leben und jeder Schritt zählt. Egal, ob es sich um den 15-minütigen Verdauungsspaziergang, den knackigen Nüchternlauf an der frischen Morgenluft oder den langen Einkaufsbummel am Samstag handelt. Treiben Sie Ihren Stoffwechsel regelmäßig an – möglichst täglich. Jede Bewegung zählt, seien Sie kreativ! Spezial-Trick für Sportler: High-Intensity-Intervalle in Ihr Training eingebaut erhöhen den Nachbrenneffekt.

**4.M.TIPP:** „Ein gesunder Geist lebt in einem gesunden Körper". Nehmen Sie das Leben manchmal nicht ganz so ernst. Finden Sie jeden Tag witzige, herzöffnende Momente in Ihrem Leben und seien Sie stolz auf das, was Sie erreicht haben! Lachen ist gesund! Schlafmangel regt nachweisbar den Appetit an und macht dick! Gönnen Sie sich auch mal ausreichend Ruhe!

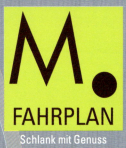

## M. FAHRPLAN
Schlank mit Genuss

## WOCHE 3

**5.M.TIPP:** Erhalten Sie Ihre 656 Muskeln, Ihre besten Freunde, am Leben! Sie halten Sie nicht nur schlank und schön, sondern stützen auch Ihre Wirbelsäule, Knochen und Gelenke! Kümmern Sie sich also aus ästhetischer und medizinischer Sicht ganz besonders um Ihre 656 besten Freunde! Am besten und schnellsten mit M.A.N.D.U.! www.mandu.at

**6.M.TIPP:** Pflegen Sie Ihre Wurzeln und bleiben Sie Mensch! Machen Sie anderen Menschen eine Freude, ernten Sie Glückshormone für Ihre gesunde Work-Life-Balance und erleben Sie viele liebevolle Momente! Sagen Sie Danke zu allen, die es verdient oder noch nicht verdient haben – Sie werden sich wundern, welche tollen und motivierenden Feedbacks Sie dafür bekommen.

**SCHRITT 5:** Herzlichen Glückwunsch! In den vergangenen 3 Wochen haben Sie unglaublich viel Willenskraft, Konsequenz, Stärke und Selbstvertrauen bewiesen. Sie dürfen sich ausgiebig loben und spüren, wie Ihre Hose lockerer wird! Weiter so, es steht Ihnen gut ☺

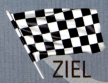

ZIEL

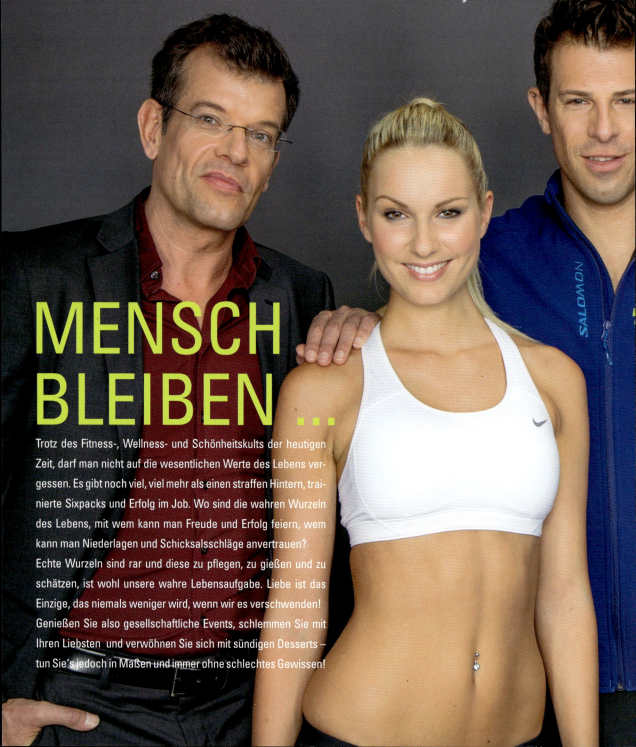

# MENSCH BLEIBEN …

Trotz des Fitness-, Wellness- und Schönheitskults der heutigen Zeit, darf man nicht auf die wesentlichen Werte des Lebens vergessen. Es gibt noch viel, viel mehr als einen straffen Hintern, trainierte Sixpacks und Erfolg im Job. Wo sind die wahren Wurzeln des Lebens, mit wem kann man Freude und Erfolg feiern, wem kann man Niederlagen und Schicksalsschläge anvertrauen? Echte Wurzeln sind rar und diese zu pflegen, zu gießen und zu schätzen, ist wohl unsere wahre Lebensaufgabe. Liebe ist das Einzige, das niemals weniger wird, wenn wir es verschwenden! Genießen Sie also gesellschaftliche Events, schlemmen Sie mit Ihren Liebsten und verwöhnen Sie sich mit sündigen Desserts – tun Sie's jedoch in Maßen und immer ohne schlechtes Gewissen!

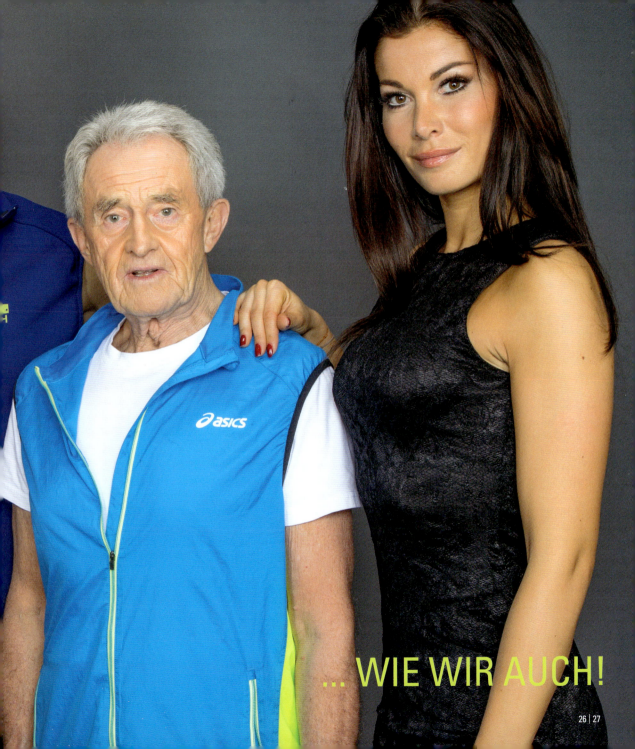
... WIE WIR AUCH!

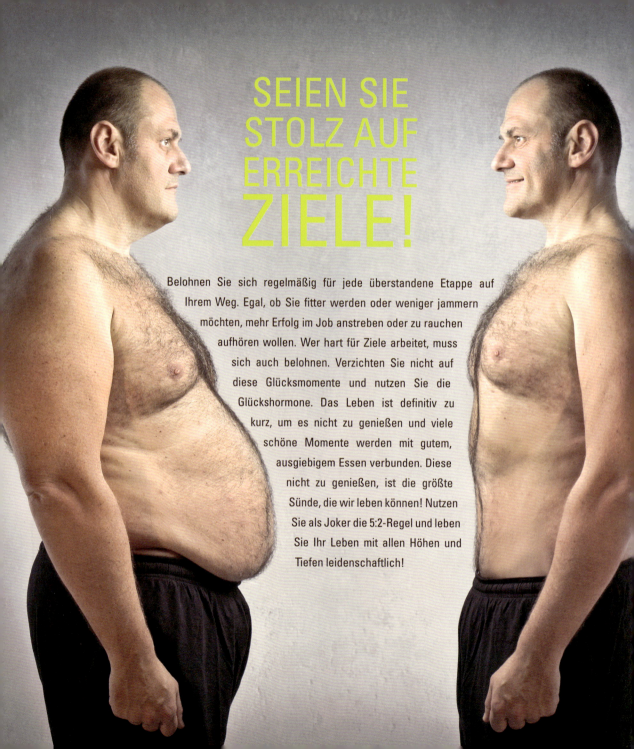

# SEIEN SIE STOLZ AUF ERREICHTE ZIELE!

Belohnen Sie sich regelmäßig für jede überstandene Etappe auf Ihrem Weg. Egal, ob Sie fitter werden oder weniger jammern möchten, mehr Erfolg im Job anstreben oder zu rauchen aufhören wollen. Wer hart für Ziele arbeitet, muss sich auch belohnen. Verzichten Sie nicht auf diese Glücksmomente und nutzen Sie die Glückshormone. Das Leben ist definitiv zu kurz, um es nicht zu genießen und viele schöne Momente werden mit gutem, ausgiebigem Essen verbunden. Diese nicht zu genießen, ist die größte Sünde, die wir leben können! Nutzen Sie als Joker die 5:2-Regel und leben Sie Ihr Leben mit allen Höhen und Tiefen leidenschaftlich!

# ZIELE SETZEN & DURCHSTARTEN
## DIE KOPF-TRIFFT-BAUCH-REZEPTE HELFEN IHNEN DABEI

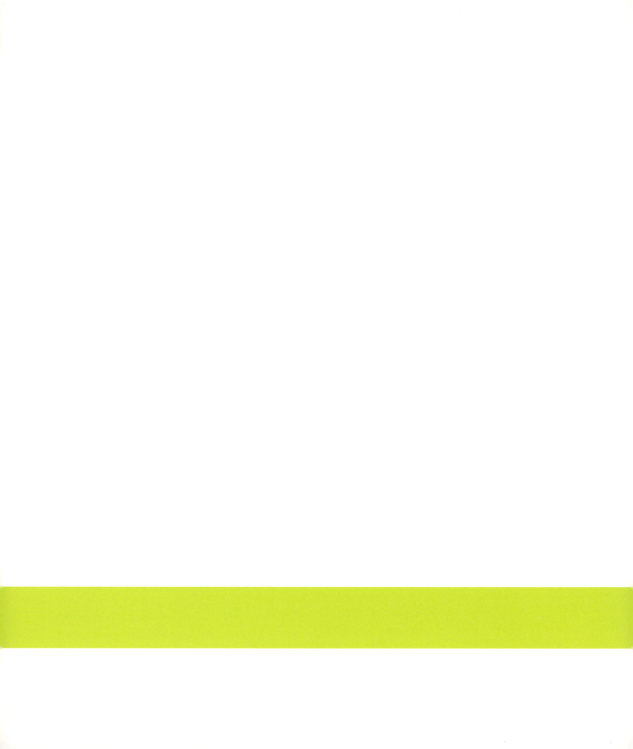

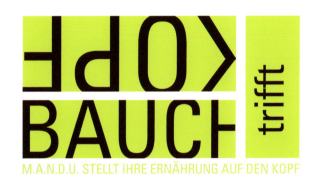

# KOPF trifft BAUCH

M.A.N.D.U. STELLT IHRE ERNÄHRUNG AUF DEN KOPF

## DIE GETRÄNKE

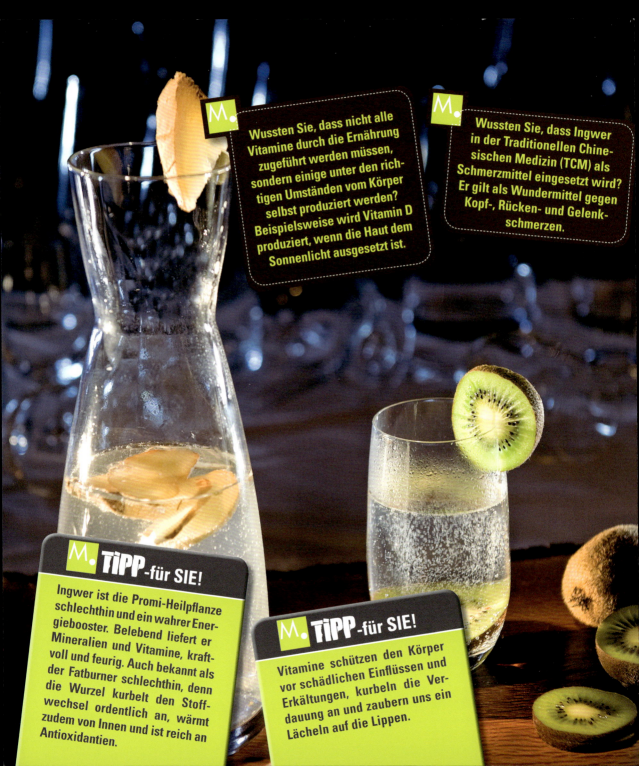

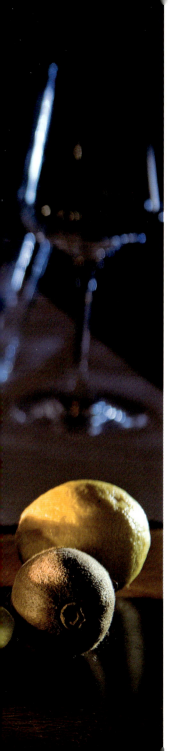

# ANTIOXIDANTIEN OLÉ

ZUTATEN: ½ unbehandelte Zitrone, 1 kleine Limette
1 Bund frische Minze, 1 Krug Wasser

SO GEHT'S: ½ Zitrone pressen und die kleine Limette in feine Scheiben schneiden. Gemeinsam mit den Minzeblättern in den Krug legen und mit Wasser aufgießen. 10 Minuten warten und servieren.

# VITAMIN-BOOSTER

ZUTATEN: ½ unbehandelte Zitrone
1 Kiwi, 1 Krug Wasser

SO GEHT'S: ½ Zitrone und die Kiwi in feine Scheiben schneiden. Gemeinsam in den Krug legen und mit Wasser aufgießen. 10 Minuten warten und servieren.

# KIWI MIT TEE

ZUTATEN: 1 Kiwi, 1 TL Blätter vom grünen Tee
½ Limette, 100 ml Wasser

SO GEHT'S: Wasser aufkochen. Die Kiwi fein schneiden und gemeinsam mit den Teeblättern und etwas Limette mit dem heißen Wasser übergießen. 10 Minuten ziehen lassen.

# INGWER-POWER-TEE

ZUTATEN: Ingwer, 4 – 6 Scheiben
2 Tassen Wasser, Zitronensaft aus ½ Zitrone

SO GEHT'S: Wasser aufkochen und den Ingwer hinzugeben. 10 Minuten ziehen lassen und abgekühlt den Zitronensaft je nach Belieben hinzufügen.

# „NICHT ZU FRÜHSTÜCKEN IST WIE AUTOFAHREN OHNE SPRIT"

Stellen Sie sich vor, Sie stehen morgens auf, wollen Ihr Auto starten, doch nichts passiert!

So ähnlich funktioniert auch unser Körper: Nahrungsmittel sind der Treibstoff für unseren Stoffwechsel. Führen wir keinen „Treibstoff" zu, springt der Stoffwechsel nicht an. Das heißt im Klartext: Wichtige Nährstoffe können nicht im Körper verarbeitet und Fettreserven nicht abgebaut werden! Verinnerlichen Sie die Wichtigkeit eines nahrhaften Frühstücks, um Ihren Stoffwechsel schon zu Beginn des Tages so richtig in Schwung zu bringen!

## M. BIO-MÜSLI
Der Turbo für Ihren Tag

Empfehlung für einen guten Start in den Tag.

### M. TIPP -für SIE!
Bestellen Sie Ihr M. Bio-Müsli und Ihren M. Bio-Shake ganz einfach über den M.A.N.D.U. Online-Shop unter

www.mandu.at

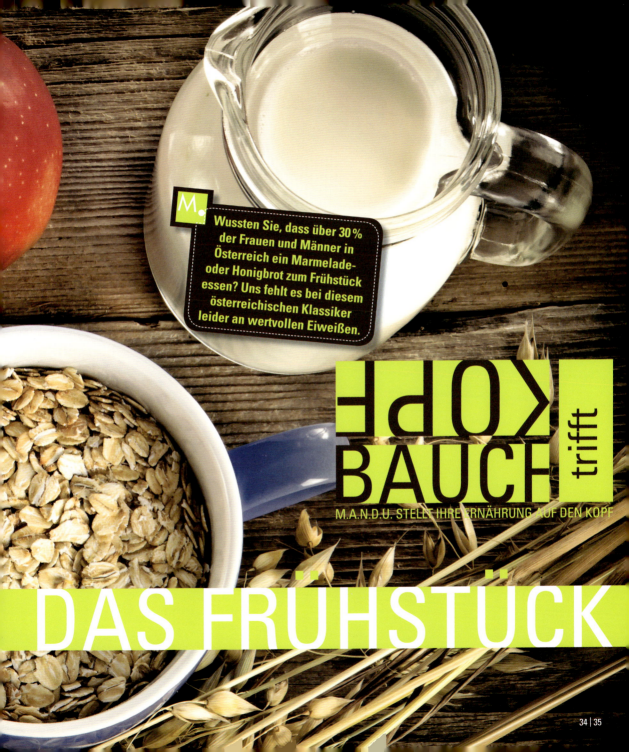

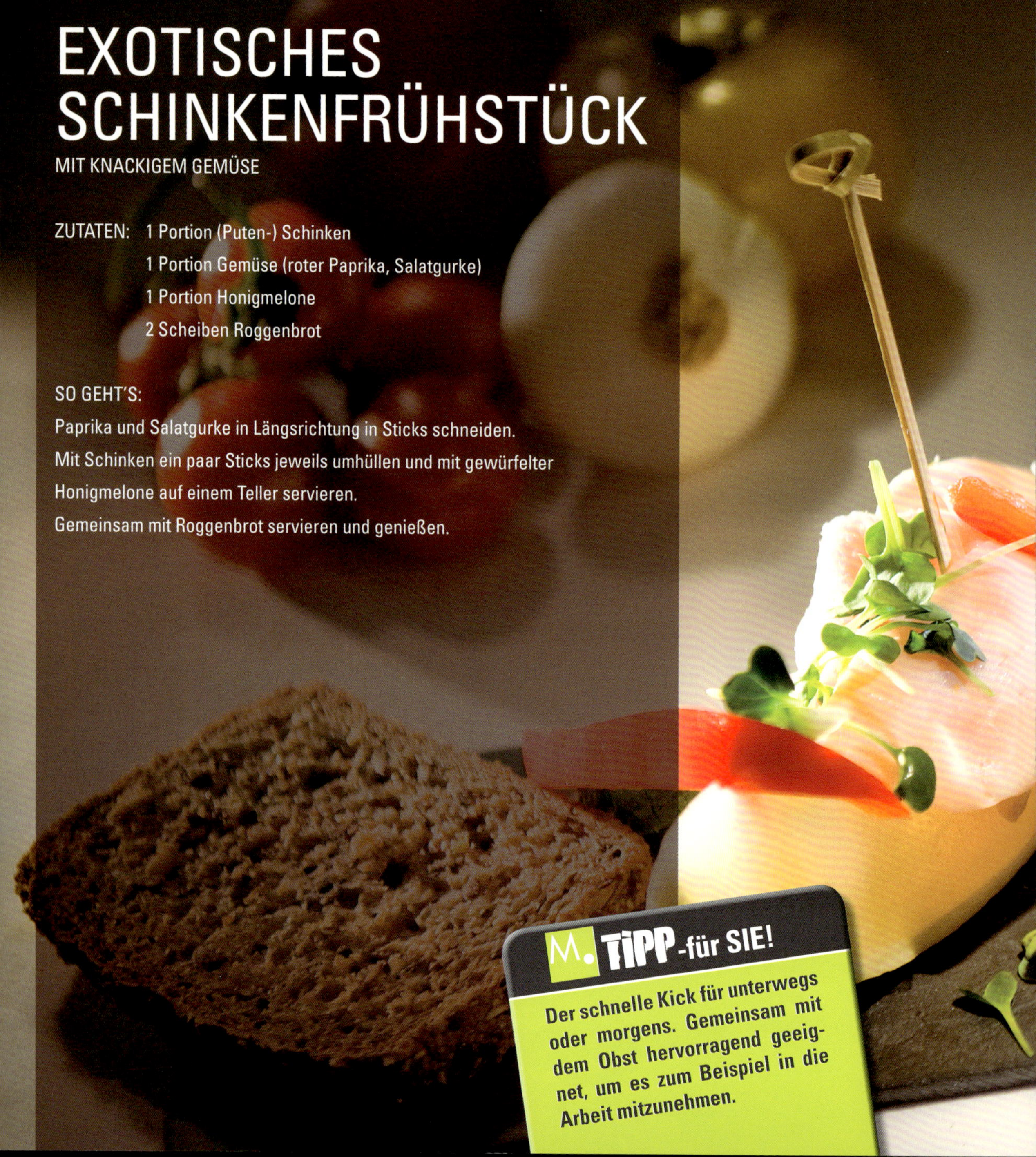

# EXOTISCHES SCHINKENFRÜHSTÜCK

MIT KNACKIGEM GEMÜSE

ZUTATEN:
- 1 Portion (Puten-) Schinken
- 1 Portion Gemüse (roter Paprika, Salatgurke)
- 1 Portion Honigmelone
- 2 Scheiben Roggenbrot

SO GEHT'S:

Paprika und Salatgurke in Längsrichtung in Sticks schneiden. Mit Schinken ein paar Sticks jeweils umhüllen und mit gewürfelter Honigmelone auf einem Teller servieren. Gemeinsam mit Roggenbrot servieren und genießen.

## M. TiPP -für SIE!

Der schnelle Kick für unterwegs oder morgens. Gemeinsam mit dem Obst hervorragend geeignet, um es zum Beispiel in die Arbeit mitzunehmen.

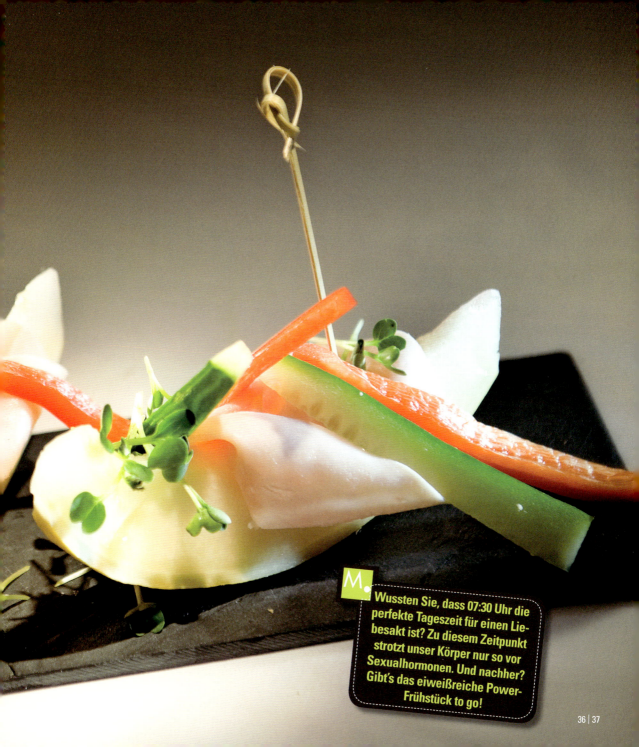

Wussten Sie, dass 07:30 Uhr die perfekte Tageszeit für einen Liebesakt ist? Zu diesem Zeitpunkt strotzt unser Körper nur so vor Sexualhormonen. Und nachher? Gibt's das eiweißreiche Power-Frühstück to go!

# MORGENDLICHER ENERGIESCHUB

## AVOCADO MIT TOPFEN AUF ROGGENBROT

ZUTATEN:  ½ Avocado, ½ Tomate
1 Portion Topfen 40 %, Kräutersalz, Pfeffer aus der Mühle

SO GEHT'S:
Die Avocado halbieren, aushöhlen und die Masse in eine Schüssel geben. Jetzt mit der Gabel zerdrücken und mit Kräutersalz sowie Pfeffer aus der Mühle abschmecken. Die Tomate klein würfeln und untermengen. Topfen hinzufügen, vermengen und nochmals abschmecken. Den Aufstrich nun beliebig auf Ihr Roggenbrot streichen und genießen.

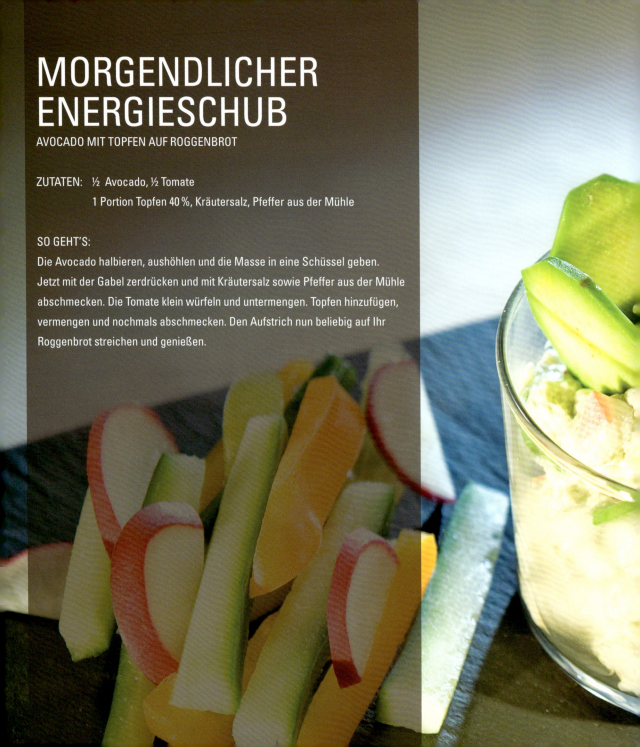

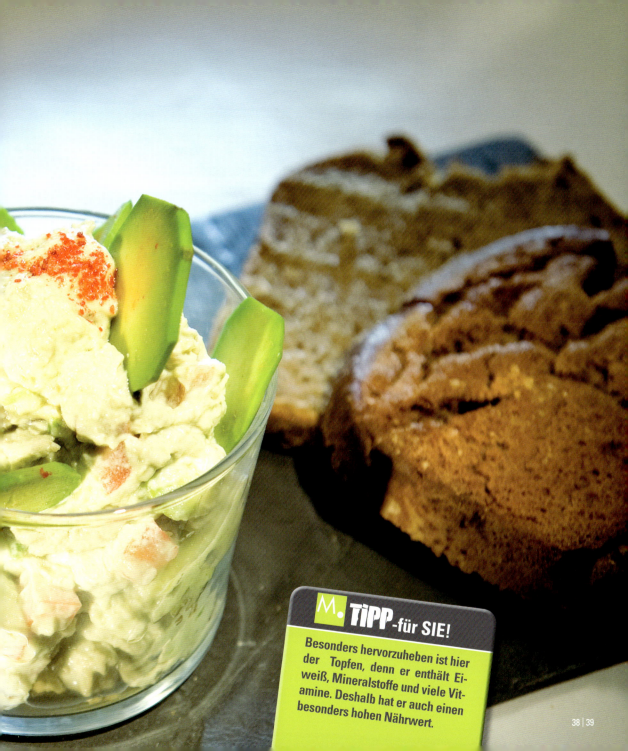

**M. TiPP -für SIE!**

Besonders hervorzuheben ist hier der Topfen, denn er enthält Eiweiß, Mineralstoffe und viele Vitamine. Deshalb hat er auch einen besonders hohen Nährwert.

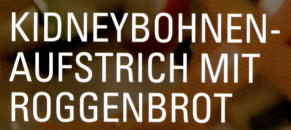

# KIDNEYBOHNEN-AUFSTRICH MIT ROGGENBROT

ZUTATEN:
1 Portion Kidneybohnen
Frische Kräuter nach Belieben
1 Portion Topfen
2 EL Olivenöl
Meersalz
Etwas Chiligewürz

SO GEHT'S:

Kidneybohnen gut abwaschen und zerdrücken oder pürieren. Frische Kräuter fein hacken und alles zusammen mit dem Olivenöl gut vermengen. Zum Würzen empfiehlt sich Meersalz und je nach Belieben und Lust etwas Chili.

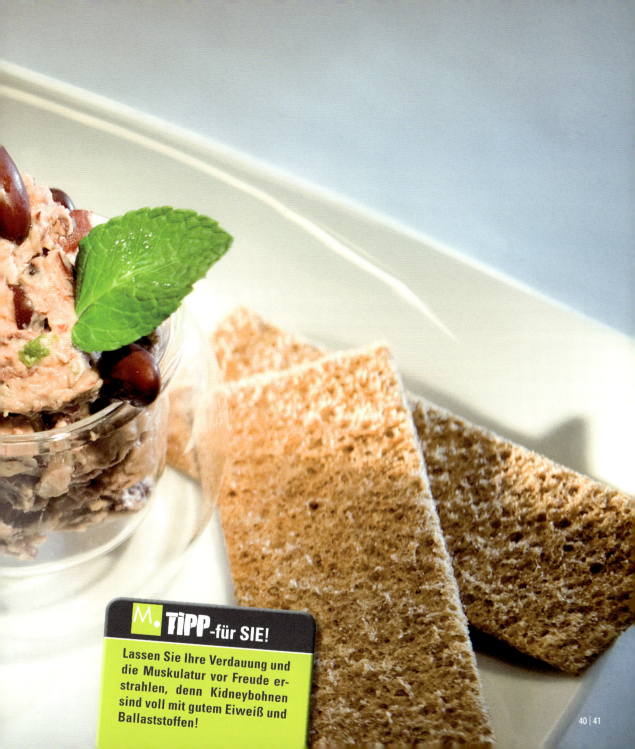

**M. TiPP -für SIE!**

Lassen Sie Ihre Verdauung und die Muskulatur vor Freude erstrahlen, denn Kidneybohnen sind voll mit gutem Eiweiß und Ballaststoffen!

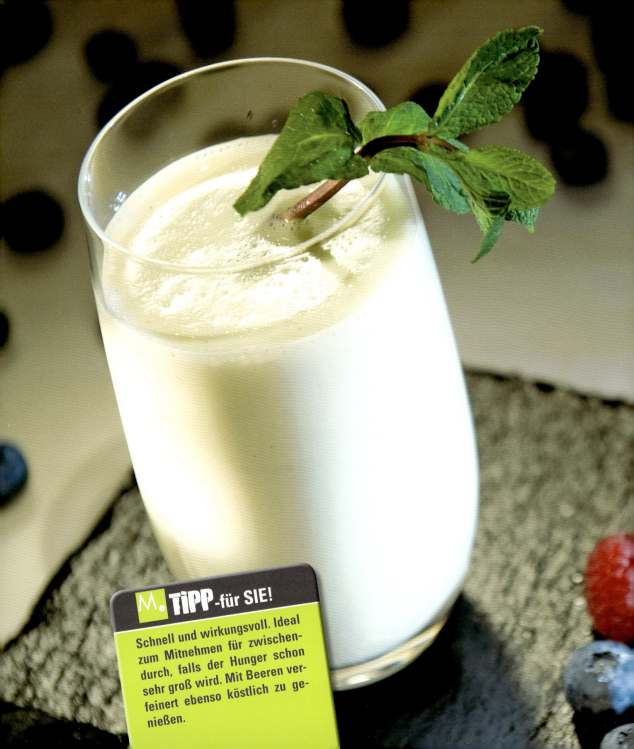

**M. TIPP -für SIE!**

Schnell und wirkungsvoll. Ideal zum Mitnehmen für zwischendurch, falls der Hunger schon sehr groß wird. Mit Beeren verfeinert ebenso köstlich zu genießen.

# SCHNELL UND HOCHWERTIG!
## FÜR EINEN KRAFTVOLLEN START IN DEN TAG

**M.**
**BIO-SHAKE**
Kraftvoll von Innen

ZUTATEN:   200 ml Milch oder Wasser
2 Messlöffel M.Bio-Shake
Eventuell etwas Zimt oder Kakaopulver
NACH WUNSCH: Obst nach Belieben

SO GEHT'S:
M.Bio-Power gemeinsam mit dem Wasser im M.A.N.D.U. Shaker zubereiten
Plus: 1 – 2 Stück Obst zum dazu Essen oder Mixen, um täglich einen neuen Geschmack zu genießen.
Wenn es mal besonders cremig sein soll, mit Milch zubereiten.

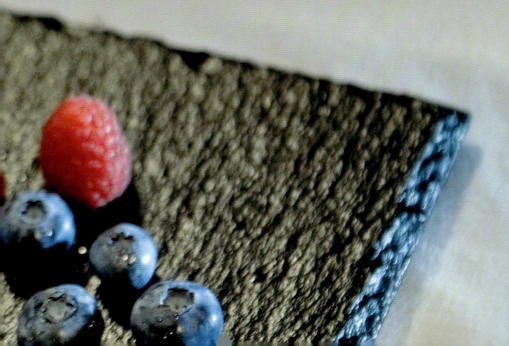

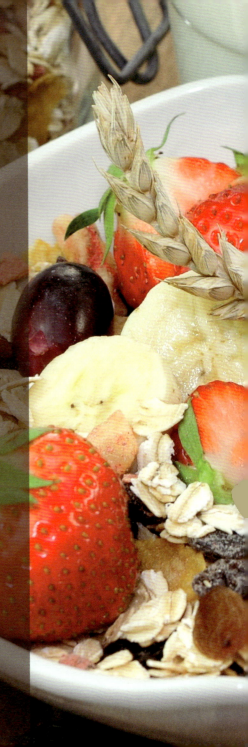

# M.
## BIO-MÜSLI
Der Turbo für Ihren Tag

# DER MARATHON-FRÜHSTÜCKS-KICK
Müsli

**ZUTATEN:** 6 EL M.Bio-Müsli
1 Apfel oder Obst nach Belieben

**DRESSING:** 1 Portion Naturjoghurt 3,5 % Fett
1 EL Honig
Saft einer ausgepressten Orange

**SO GEHT'S:**
Alle Zutaten fürs Müsli vermengen, den Apfel klein schneiden, dann separat die Zutaten fürs Dressing verrühren. Sauce darüber geben und fertig ist der Marathon-Frühstücks-Kick.

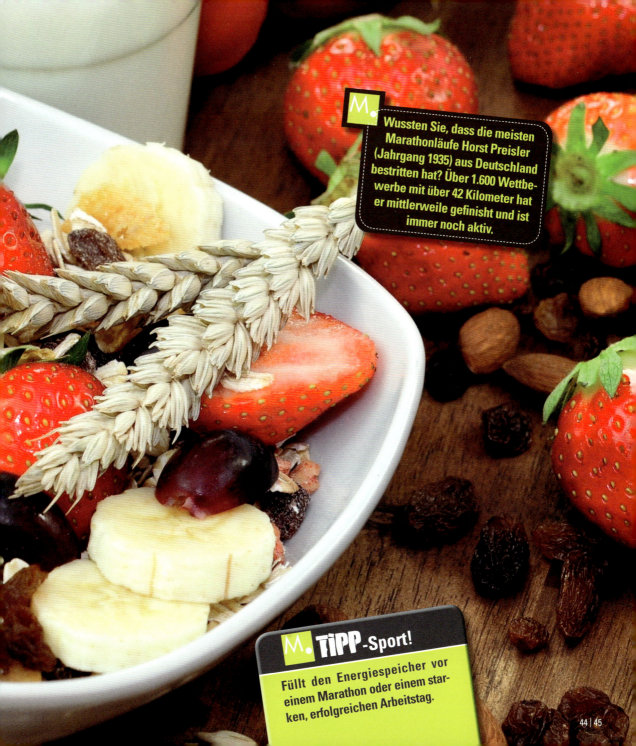

**M.** Wussten Sie, dass die meisten Marathonläufe Horst Preisler (Jahrgang 1935) aus Deutschland bestritten hat? Über 1.600 Wettbewerbe mit über 42 Kilometer hat er mittlerweile gefinisht und ist immer noch aktiv.

**M. TiPP-Sport!**
Füllt den Energiespeicher vor einem Marathon oder einem starken, erfolgreichen Arbeitstag.

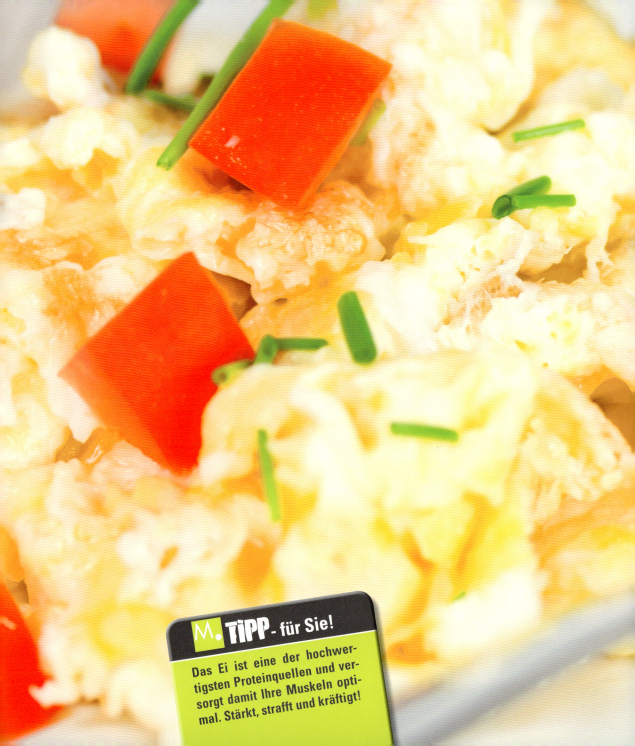

## M. TiPP - für Sie!

Das Ei ist eine der hochwertigsten Proteinquellen und versorgt damit Ihre Muskeln optimal. Stärkt, strafft und kräftigt!

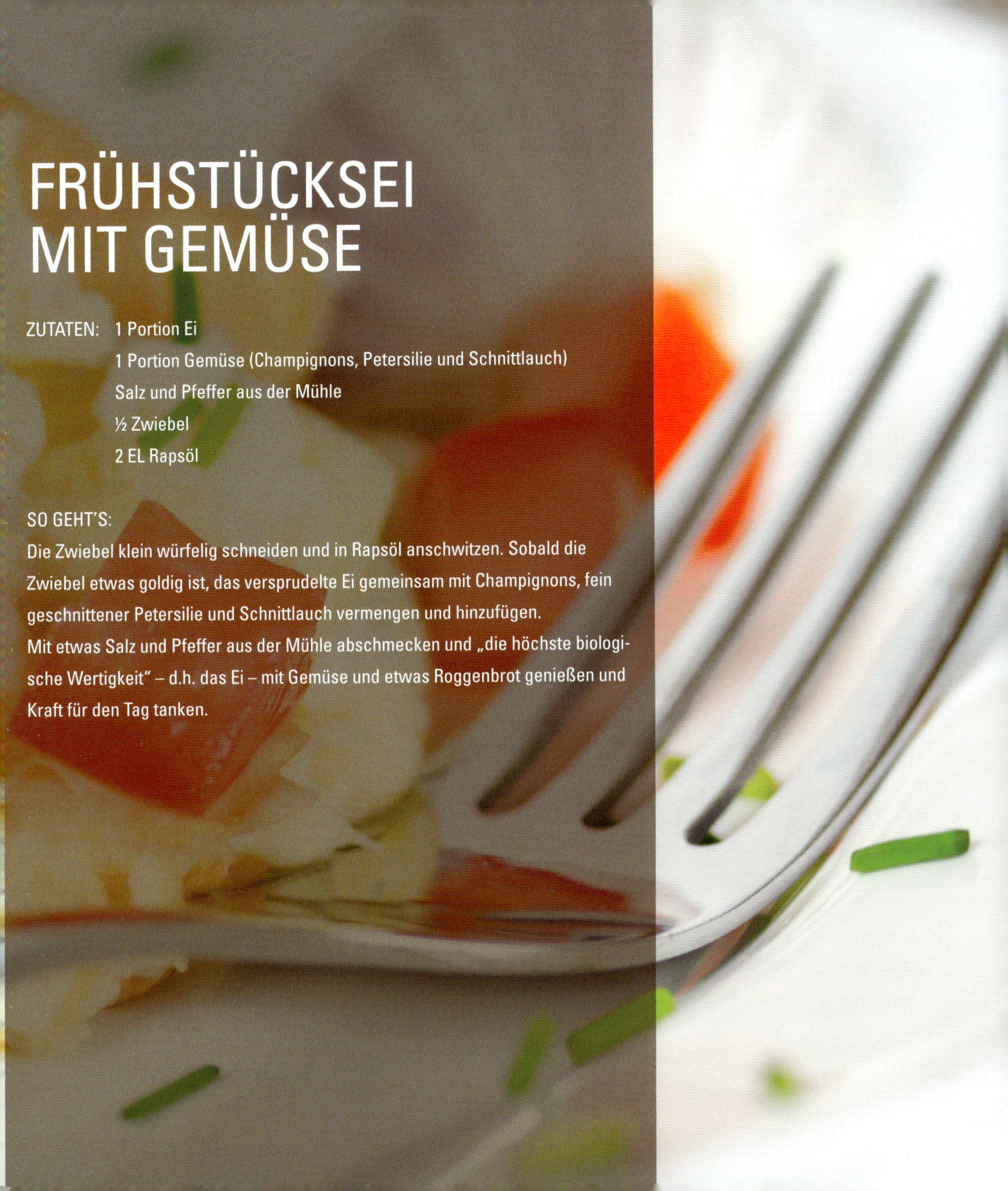

# FRÜHSTÜCKSEI MIT GEMÜSE

**ZUTATEN:**
- 1 Portion Ei
- 1 Portion Gemüse (Champignons, Petersilie und Schnittlauch)
- Salz und Pfeffer aus der Mühle
- ½ Zwiebel
- 2 EL Rapsöl

**SO GEHT'S:**

Die Zwiebel klein würfelig schneiden und in Rapsöl anschwitzen. Sobald die Zwiebel etwas goldig ist, das versprudelte Ei gemeinsam mit Champignons, fein geschnittener Petersilie und Schnittlauch vermengen und hinzufügen. Mit etwas Salz und Pfeffer aus der Mühle abschmecken und „die höchste biologische Wertigkeit" – d.h. das Ei – mit Gemüse und etwas Roggenbrot genießen und Kraft für den Tag tanken.

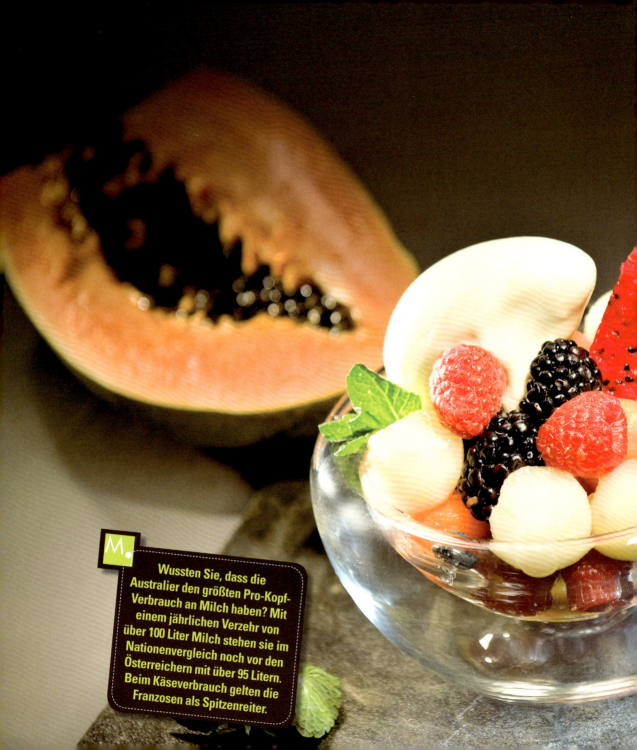

**M.** Wussten Sie, dass die Australier den größten Pro-Kopf-Verbrauch an Milch haben? Mit einem jährlichen Verzehr von über 100 Liter Milch stehen sie im Nationenvergleich noch vor den Österreichern mit über 95 Litern. Beim Käseverbrauch gelten die Franzosen als Spitzenreiter.

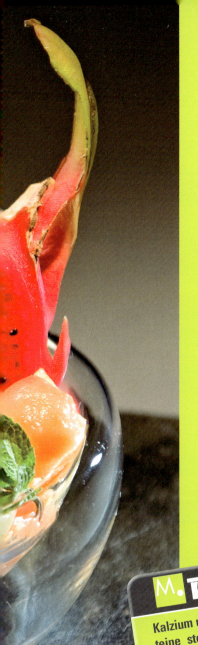

# DER PROTEIN-OBSTSALAT

ZUTATEN: 1 Portion Obst nach Wahl und Saison (Heidelbeeren, Himbeeren, Brombeeren, Apfel, Orangen)
Minze, Zimt
1 Portion Topfen 40 % oder Naturjoghurt 3,5 % Fett

SO GEHT'S:
Orange und Apfel würfelig schneiden, gemeinsam mit allen Beeren vermengen und je nach Belieben etwas Minze und Zimt hinzufügen. Die Minzeblätter eignen sich perfekt zur Dekoration.

## M.TiPP-Power!

Kalzium und Vitamine sowie Proteine stecken in der Kuhmilch. Gut für Ihren Stoffwechsel, der somit Ihre Unterstützung beim Abnehmen ist! Auch für das Knochenwachstum sind Milchprodukte wesentlich.

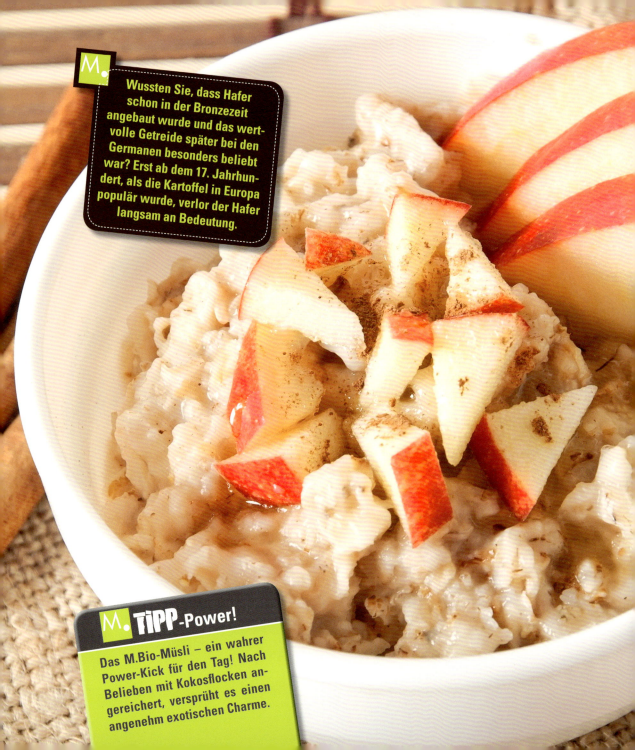

**M.** Wussten Sie, dass Hafer schon in der Bronzezeit angebaut wurde und das wertvolle Getreide später bei den Germanen besonders beliebt war? Erst ab dem 17. Jahrhundert, als die Kartoffel in Europa populär wurde, verlor der Hafer langsam an Bedeutung.

**M.TiPP-Power!**
Das M.Bio-Müsli – ein wahrer Power-Kick für den Tag! Nach Belieben mit Kokosflocken angereichert, versprüht es einen angenehm exotischen Charme.

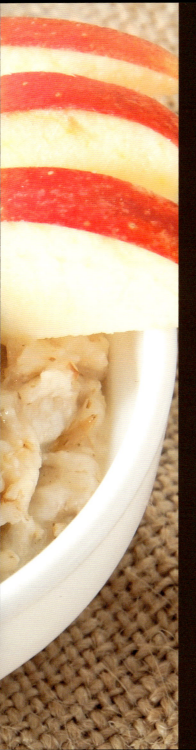

# INDIAN-POWER WARM GENIESSEN

HAFERFLOCKEN FÜR MEHR POWER

ZUTATEN:  5 – 10 EL M.Bio-Müsli
300 ml Milch 3,5 %
1 Portion Obst (Apfel, Beeren, Birne)
2 EL Kokosflocken
1 TL Zimt

SO GEHT'S:
Das M.Bio-Müsli vor dem Verzehr in heißem Wasser kurz quellen lassen. Einstweilen kann das Obst klein würfelig geschnitten in eine Schale gegeben werden. Falls Sie das Obst nicht so knackig möchten, empfiehlt sich ein kurzes Andünsten bei niedriger Temperatur, um die Vitamine zu erhalten. Gerne kann auch die Milch erwärmt werden, je nach Belieben.

Nun das aufgequollene Müsli gemeinsam mit der Milch, dem Obst und etwas Kokosflocken vermengen. Jetzt noch etwas Zimt und das Frühstücken kann beginnen.

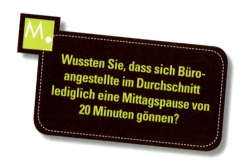

*Wussten Sie, dass sich Büroangestellte im Durchschnitt lediglich eine Mittagspause von 20 Minuten gönnen?*

## DIE ARBEIT RUFT – PRAKTISCH FÜR MIT DABEI...

Kennen Sie auch lange Arbeitstage und bekommen tagsüber nichts Intelligentes zu essen? Müssen frische, nicht verarbeitete, naturbelassene Lebensmittel bis zum Wochenende warten, oder schafft man dies trotz des täglichen, hektischen Arbeitstages, diese in den Alltag zu integrieren? Denn für gute Leistung, für Nerven und Gehirn, das weiß jeder – wenn wir nur an ein schnelles Auto denken – brauchen wir eine regelmäßige Versorgung von wertvollen Vitaminen, Mineralien und Spurenelementen. Die schnellen Snacks zwischendurch, welche nebenbei die Fettverbrennung permanent bremsen, regieren die Mittagspausen-Charts. An jeder Ecke winken Pizzen, Döner, Burger, Wurst- oder Leberkäsesemmeln, Fertigbacksachen, süße Mehlspeisen und in den Betriebskantinen begrüßen Sie meist zerkochte Pastapartys mit fetten Fertigsaucen aus einem E-Nummer-Triathlon, als ob täglich ein Radmarathon im Büro am Programm stünde. Dies zu ändern ist nicht leicht, aber lassen Sie sich nicht entmutigen! Sie können heute damit starten, sich durch einfache aber leckere Rezepte für unterwegs bestens zu rüsten, um mit guter Laune, energiegeladen durch die Arbeitswoche zu sprinten. Lassen Sie sich durch nichts bremsen und Sie werden am Abend anstatt des unüberhörbaren Heißhungers gepaart mit voller Erschöpfung oder „Genervtheit" die Lust verspüren, sich noch zu bewegen, die Natur zu genießen oder mit Freunden noch schöne aktive Stunden zu verbringen.

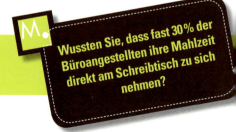

*Wussten Sie, dass fast 30% der Büroangestellten ihre Mahlzeit direkt am Schreibtisch zu sich nehmen?*

## SCHWEINEHUND ODER LEBENSKLANG?

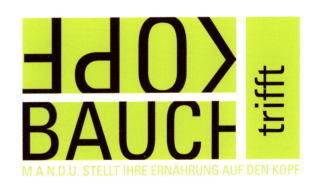

KOPF trifft BAUCH
M.A.N.D.U. STELLT IHRE ERNÄHRUNG AUF DEN KOPF

## FÜR UNTERWEGS

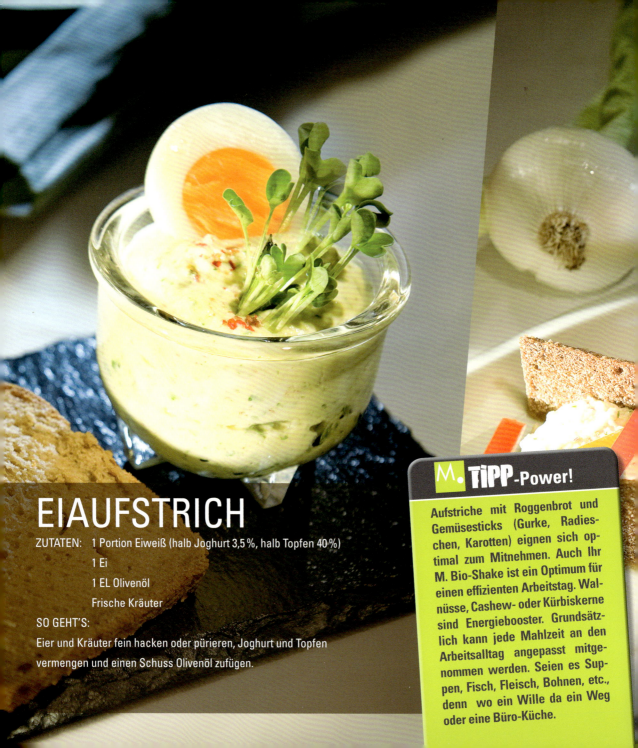

# EIAUFSTRICH

ZUTATEN: 1 Portion Eiweiß (halb Joghurt 3,5 %, halb Topfen 40 %)
1 Ei
1 EL Olivenöl
Frische Kräuter

SO GEHT'S:
Eier und Kräuter fein hacken oder pürieren, Joghurt und Topfen vermengen und einen Schuss Olivenöl zufügen.

## M. TIPP-Power!

Aufstriche mit Roggenbrot und Gemüsesticks (Gurke, Radieschen, Karotten) eignen sich optimal zum Mitnehmen. Auch Ihr M. Bio-Shake ist ein Optimum für einen effizienten Arbeitstag. Walnüsse, Cashew- oder Kürbiskerne sind Energiebooster. Grundsätzlich kann jede Mahlzeit an den Arbeitsalltag angepasst mitgenommen werden. Seien es Suppen, Fisch, Fleisch, Bohnen, etc., denn wo ein Wille da ein Weg oder eine Büro-Küche.

# LACHSAUFSTRICH

ZUTATEN:
- 1 Portion Eiweiß (halb Joghurt 3,5 %, halb Topfen 40 %)
- 1 Portion geräucherte Lachsscheiben
- 1 EL Olivenöl
- Etwas Basilikum
- ½ Zitrone
- ¼ Apfel

SO GEHT'S:

Lachs in kleine Stücke schneiden oder pürieren, Basilikum und den Apfel hacken, Olivenöl und Zitronensaft hinzufügen. Alles zusammen mit dem Topfen vermengen.

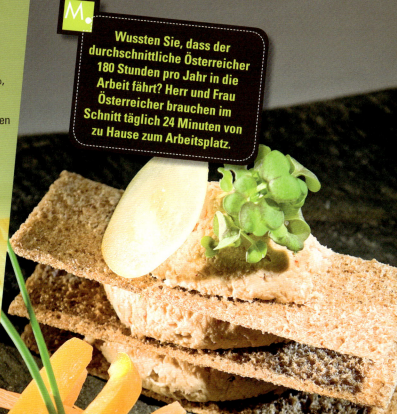

> Wussten Sie, dass der durchschnittliche Österreicher 180 Stunden pro Jahr in die Arbeit fährt? Herr und Frau Österreicher brauchen im Schnitt täglich 24 Minuten von zu Hause zum Arbeitsplatz.

# THUNFISCHAUFSTRICH

ZUTATEN:
- 1 Portion Eiweiß (halb Joghurt 3,5 %, halb Topfen 40 %)
- ½ Zwiebel
- 1 Portion Thunfisch (frisch oder aus der Dose)
- Etwas Pfeffer aus der Mühle
- Etwas Meersalz
- 1 Prise Chili

SO GEHT'S:

Thunfisch und Zwiebel hacken, gemeinsam mit dem Topfen vermengen. Zum Verfeinern noch etwas Pfeffer, Meersalz und Chili hinzufügen.

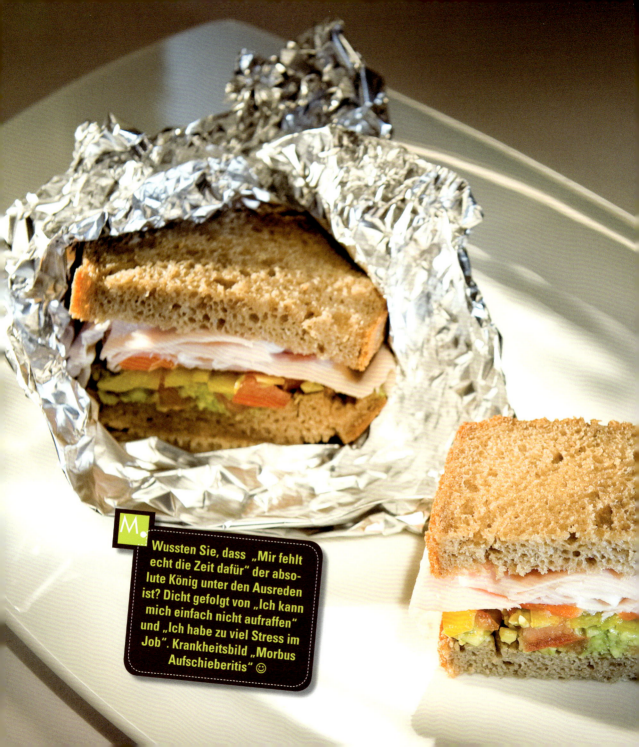

**M.** Wussten Sie, dass „Mir fehlt echt die Zeit dafür" der absolute König unter den Ausreden ist? Dicht gefolgt von „Ich kann mich einfach nicht aufraffen" und „Ich habe zu viel Stress im Job". Krankheitsbild „Morbus Aufschieberitis" ☺

# POWER-SANDWICH

ZUTATEN:  2 Scheiben Roggenbrot
1 Portion (Puten-)Schinken
½ Avocado
½ Tomate
2 Blätter Salat
2 Scheiben Paprika
Salz, Pfeffer, Kräuter

SO GEHT'S:
Avocado mit der Gabel zerstampfen, mit Salz, Pfeffer und nach Belieben mit Chili verfeinern. Mit Kräutern Ihrer Wahl abschmecken. ½ Tomate klein stückeln und unter die Avocado mengen. Den Schinken mit Salat und Paprika auf das mit Avocadocreme beschmierte Brot geben. Zusammenklappen – Sandwich einpacken.

### M. TiPP-Power!

Keine Ausrede mehr für ein gesundes Mittagessen, denn viele Rezepte lassen sich auch für unterwegs optimal gestalten.

Halten Sie Ihren Motor am Laufen und versorgen Sie ihn auch mittags mit allen Nährstoffen, die er benötigt. Dabei gilt immer: Kombinieren Sie bei jeder Mahlzeit Eiweiß, Gemüse, sinnvolle Kohlenhydrate sowie Obst und essen Sie somit intelligent!

Denken Sie daran, nach dem Mittagessen eine 4- bis 6-stündige Pause einzulegen, in der Sie nur reines Wasser trinken!

„Unmöglich" denken Sie jetzt? Der Körper ist ein Gewohnheitstier. Wenn Sie ihm jahrelang alle paar Stunden Energie zugeführt haben (ein Kekserl hier, ein Cappuccino da...) ist er daran gewöhnt, ständig nach Nahrung zu verlangen. Geben Sie ihm ein paar Tage Zeit, um umzudenken.

## M. TIPP-Power!

Sollte es gar nicht mehr gehen hilft ein kurzer Espresso (natürlich ohne Zucker und Kekserl dazu) oder ein Eiweißquickie die 4 bis 6 Stunden zu überbrücken!

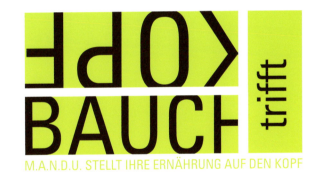

**KOPF trifft BAUCH**

M.A.N.D.U. STELLT IHRE ERNÄHRUNG AUF DEN KOPF

# DAS MITTAGESSEN

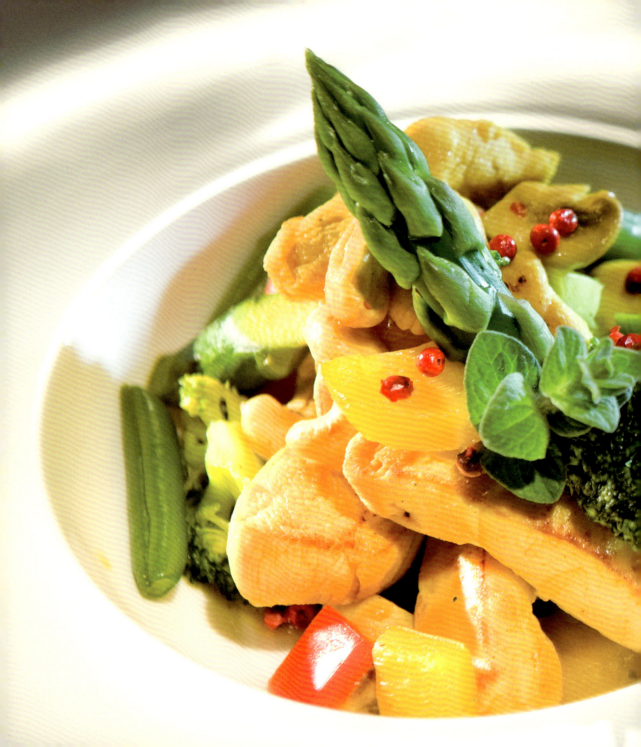

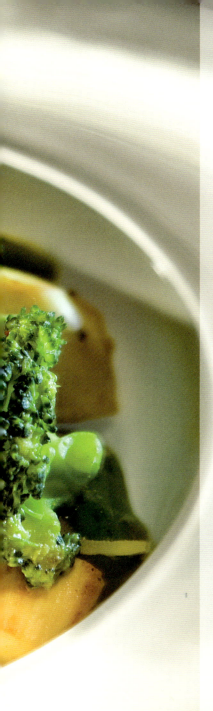

DIE SCHNELLE PFANNE

# PUTEN-WOK MIT KNACKIGEM GEMÜSE

ZUTATEN: 1 Portion Putenbrust
½ Handvoll Mandel- oder Walnusskerne
1 Portion Gemüse (½ Zwiebel, Brokkoli, Champignons)
1 cm Ingwer
1 EL Gemüsebrühe aus dem Reformhaus
Salz, Pfeffer

NACH WUNSCH: Etwas Sojasauce und Curry für den asiatischen Touch

**SO GEHT'S:**
Die Hühnerbrust in Längsrichtung ca. 1 cm x 3 cm schneiden und mit Salz und Pfeffer beidseitig würzen. Das Gemüse waschen und würfeln.
Den Wok erhitzen und zu Beginn ein paar Mandelkerne anrösten und wieder herausnehmen. Ebenso das Fleisch beidseitig anbraten und zu den Mandeln auf ein Teller geben. Nun die Zwiebel anrösten und das Gemüse hinzufügen und etwas dünsten und anbraten. Jetzt alle Zutaten in den Wok geben und etwas Sojasauce hinzufügen. Nochmal nachwürzen und mit etwas Gemüsebrühe vermengen und genießen.

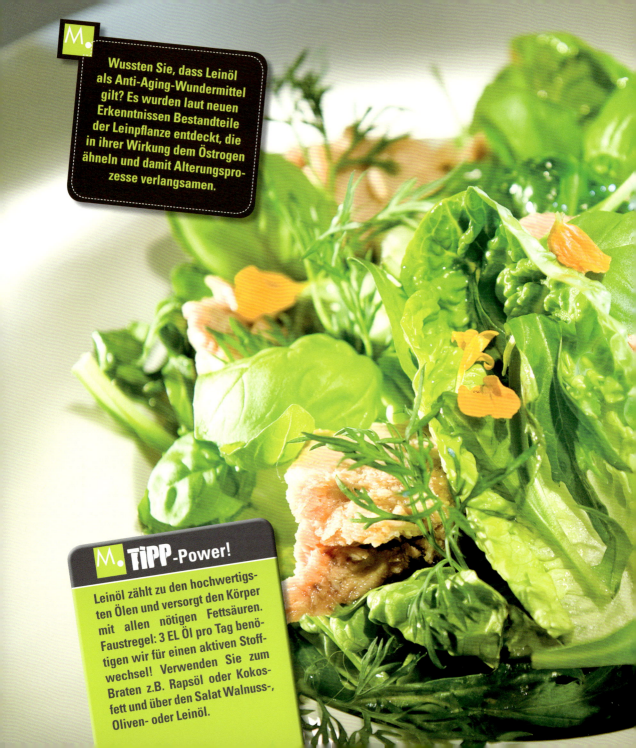

**M.** Wussten Sie, dass Leinöl als Anti-Aging-Wundermittel gilt? Es wurden laut neuen Erkenntnissen Bestandteile der Leinpflanze entdeckt, die in ihrer Wirkung dem Östrogen ähneln und damit Alterungsprozesse verlangsamen.

**M. TiPP-Power!**
Leinöl zählt zu den hochwertigsten Ölen und versorgt den Körper mit allen nötigen Fettsäuren. Faustregel: 3 EL Öl pro Tag benötigen wir für einen aktiven Stoffwechsel! Verwenden Sie zum Braten z.B. Rapsöl oder Kokosfett und über den Salat Walnuss-, Oliven- oder Leinöl.

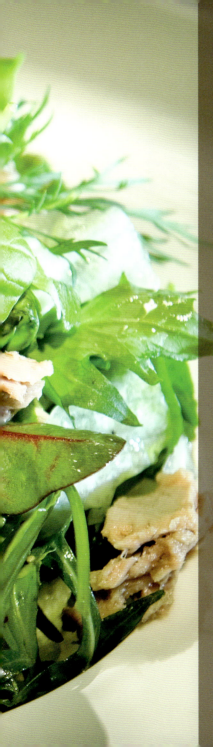

SCHNELL UND G'SUND!

# SALAT FÜR DIE MUSKELN

ZUTATEN: 1 Portion Eiweiß (Fisch, Pute, Feta, Mozzarella, Rind)
1 Portion Endivien- oder Eisbergsalat
5 Oliven
Petersilie und Schnittlauch
1 EL Olivenöl

SO GEHT'S:

Zutaten in mundgerechte Stücke teilen. Die Eiweiß-Portion kalt oder gebraten beimengen. Wichtig: Zu jeder Mahlzeit Eiweiß essen!

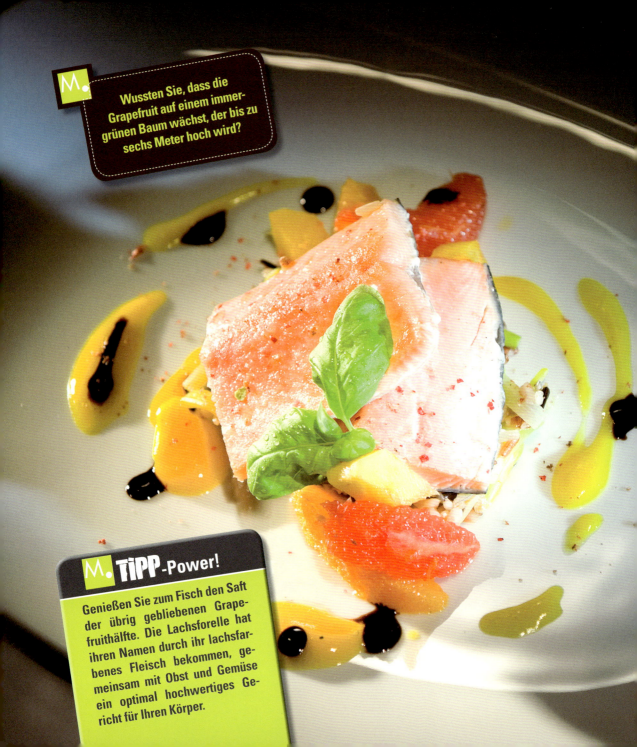

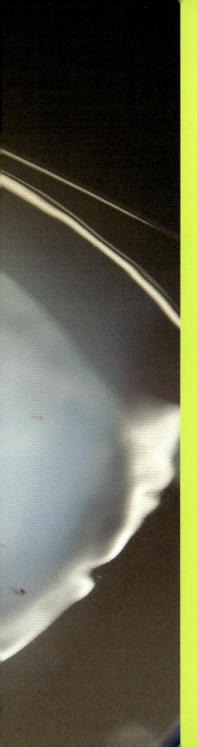

# DIE EXOTISCHE JUNGFRAU
**LACHSFORELLE MIT EXOTISCHEM REIS**

ZUTATEN:
- ½ Zitrone und ¼ Orange
- 1 EL Olivenöl
- Salz und Pfeffer
- 1 Portion Lachsforellenfilet
- 60 g Wildreis
- ½ EL Gemüsebrühe aus dem Reformhaus
- ½ Grapefruit
- 3 Blatt Zitronenmelisse
- ½ Knoblauchzehe
- 50 g Lauch
- 50 g Ananas
- ¼ Bund Petersilie
- ½ EL hochwertige Sojasauce

SO GEHT'S:
Zitrone auspressen und den Fisch mit dem Zitronensaft, etwas Olivenöl, Salz und Pfeffer 30 Minuten marinieren. Danach die Fischfilets ca. 4 Minuten garen und abgedeckt kurz nachziehen lassen. Gerne auch im Backrohr. Inzwischen den Reis nach Packungsanweisung garen. Zu beachten ist, dass Wildreis immer etwas länger braucht bis er essfertig ist. Lauch in Streifen schneiden und waschen. Den Knoblauch sehr fein hacken und in dem Öl mit den Lauchstreifen bei milder Hitze 4 Minuten anschwitzen. Orange, Grapefruit und auch Ananas schälen und würfeln, Petersilie hacken und die Zitronenmelisse in Streifen schneiden. Gemeinsam mit dem gegarten Reis und dem angeschwitzten Lauch mischen und mit etwas Sojasauce, Salz und Pfeffer abschmecken.

> Wussten Sie, dass der jüngste Golfer, der ein Hole-in-one hatte, Coby heißt? Der damals (1975) 5-Jährige aus Littleton schaffte im Riverside Golfplatz in San Antonio, Texas, ein Hole-in-one.

KICHERND, FRISCH UND MUNTER WIE COBY

# KICHERERBSEN-SALAT

ZUTATEN:  1 Portion Kichererbsen
          1 Portion Gemüse (Frühlingszwiebeln, Lauch, roter Paprika, grüne Bohnen)
          50 g Brunnenkresse

DRESSING: 1 EL Olivenöl
          1 TL Balsamico
          Salz, Pfeffer, Kreuzkümmel

SO GEHT'S:

Bohnen 4 Minuten dämpfen, dann mit den Kichererbsen, Zwiebeln, dem Paprika und dem Dressing mischen und würzen. Brunnenkresse auf den Teller geben, den Mix dazu und kreativ servieren.

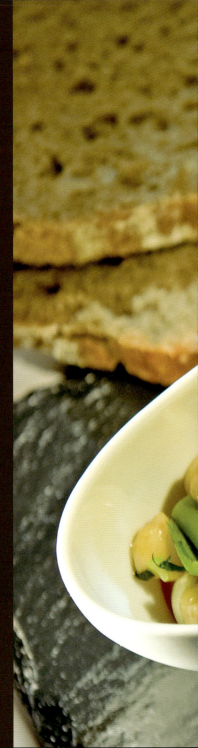

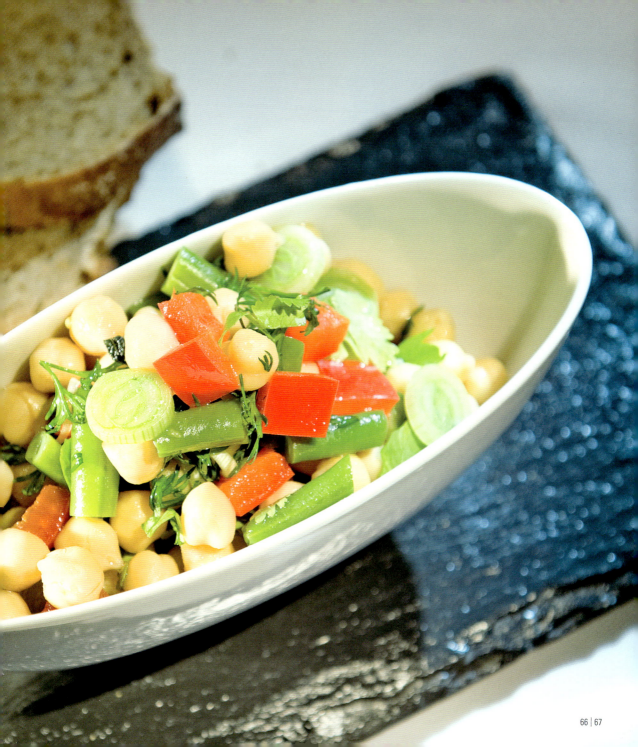

„SPECK WEG" DURCH DIE LIEBESGÖTTIN
# GRANATAPFELSALAT MIT ZIEGENKÄSE

ZUTATEN:
- 1 Granatapfel
- 1 Portion Endiviensalat
- 1 Portion Ziegenkäse, zerbröckelt
- 1 EL Schnittlauch, fein geschnitten
- 1 EL Basilikum, fein geschnitten

DRESSING:
- 3 EL Essig
- 2 EL Olivenöl
- ½ TL Pfeffer, grob gemahlen

SO GEHT'S:
Die Kerne aus dem Granatapfel lösen. Den Endiviensalat waschen und in feine Streifen schneiden. Gut abtropfen lassen.
In eine Schüssel geben oder auf dem Teller verteilen. Den Käse, die Kerne und die Kräuter darüber streuen. Die Zutaten für das Dressing gut mischen und über den Salat geben.

PS: Statt dem Ziegenkäse schmeckt auch Feta hervorragend dazu.

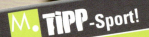

**M. TIPP-Sport!**
Ideal nach dem Workout! Versorgt die Muskeln mit wertvollem Eiweiß und unterstützt den Körper optimal in der Regenerationsphase.

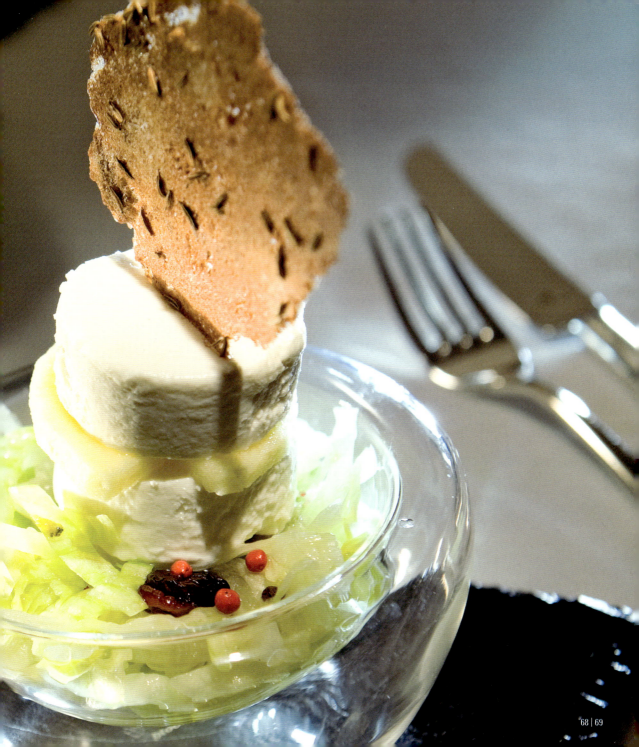

# DER ENERGIE-KICK BOHNEN MIT BROKKOLI

ZUTATEN:
- 1 Portion Schwarzaugenbohnen
- 1 Portion Gemüse (Zwiebel, Brokkoli, Tomate)
- 1 cm Ingwer
- 1 TL gemahlener Kreuzkümmel
- 1 Prise Chilipulver und Kurkuma
- Etwas Salz und Pfeffer

SO GEHT'S:
Die Zwiebel abziehen und fein würfeln. Brokkoli waschen und in Röschen zerteilen. Tomate überbrühen, häuten und klein schneiden, Ingwer schälen und beides fein hacken. Einen Topf erhitzen und die Zwiebelwürfel mit etwas Wasser darin glasig dünsten. Brokkoli, Tomate und Kreuzkümmel zugeben und unter ständigem Rühren 2 Minuten erhitzen. Chilipulver, Kurkuma, Ingwer und Bohnen unterrühren. Mit etwas Wasser auffüllen und etwa 15 Minuten kochen. Mit Salz und Pfeffer würzen. Serviert in einer Kokosnuss, macht Sie dieses Gericht zum Haubenkoch.

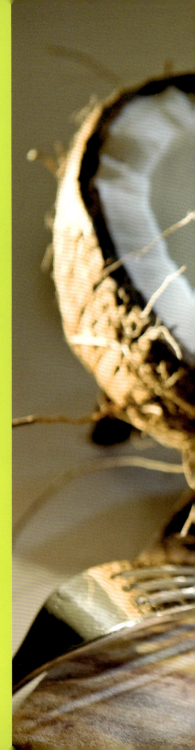

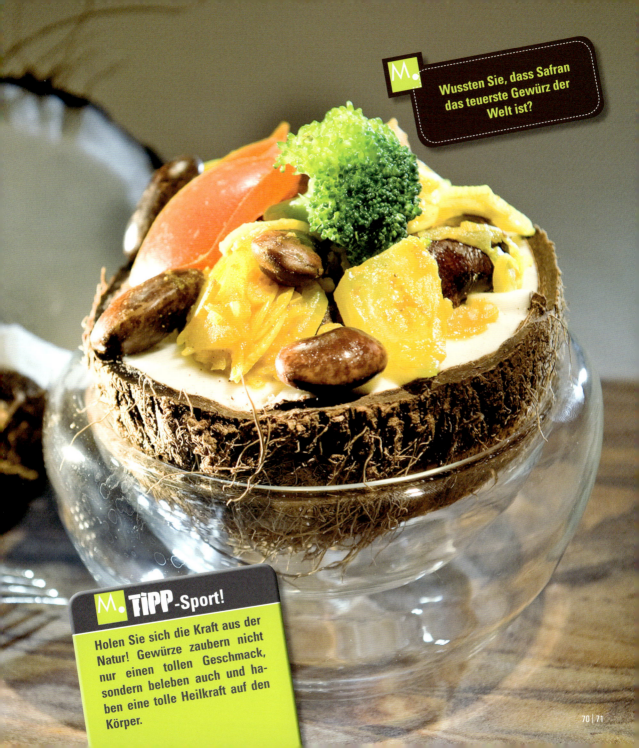

**M.** Wussten Sie, dass Safran das teuerste Gewürz der Welt ist?

## M. TIPP-Sport!

Holen Sie sich die Kraft aus der Natur! Gewürze zaubern nicht nur einen tollen Geschmack, sondern beleben auch und haben eine tolle Heilkraft auf den Körper.

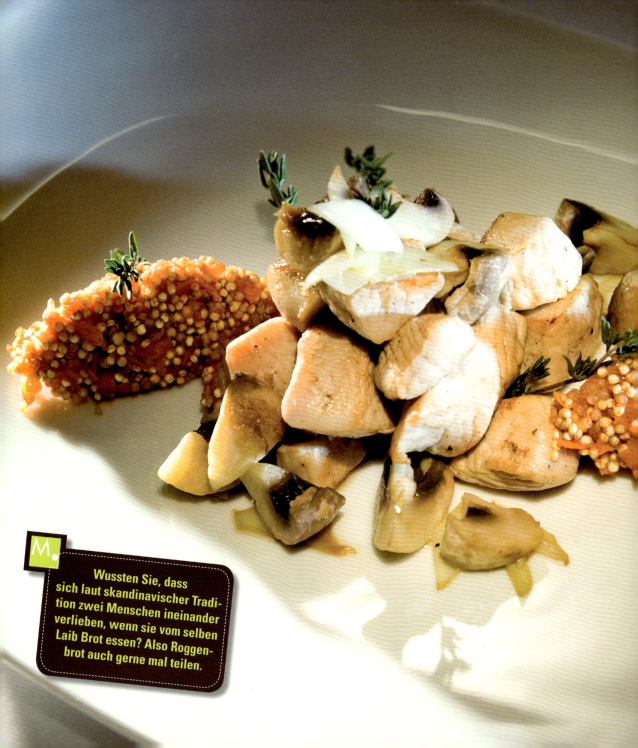

M. Wussten Sie, dass sich laut skandinavischer Tradition zwei Menschen ineinander verlieben, wenn sie vom selben Laib Brot essen? Also Roggenbrot auch gerne mal teilen.

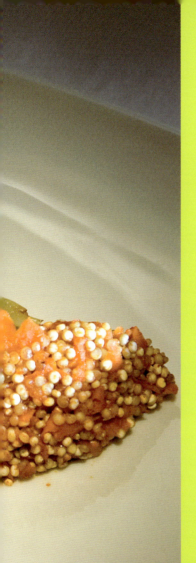

# PUTE EINMAL ANDERS

**PUTE MIT QUINOA**

ZUTATEN:  1 Portion Putenfleisch
40 g Quinoa
1 Portion Gemüse (Champignons, Lauchzwiebeln, die Hälfte des Gemüses kann ein knackiger Blattsalat als Beilage sein)
100 ml Gemüsebrühe aus dem Reformhaus
1 cm Ingwer
1 TL Curry
Salz und Pfeffer

SO GEHT'S:

Quinoa nach Packungsangabe zubereiten. Putenfleisch in ca. 2 cm x 2 cm große Stücke schneiden und in einer Pfanne mit Rapsöl, Ghee oder Kokosfett anbraten. Die klein geschnittenen Zwiebeln und Champignons in der Pfanne etwas mitziehen lassen und anschließend auf ein Teller geben bis der Quinoa fertig ist.

Jetzt das Gemüse mit Quinoa in einer Pfanne kurz aufkochen lassen. Ingwer beimengen und alles ca. 20 Minuten köcheln lassen. Nun das beiseite gestellte Putengeschnetzelte zugeben, alles kurz aufkochen, eventuell noch etwas Gemüsebrühe hinzufügen und mit den Gewürzen abschmecken.
Perfekt dazu: frischer, knackiger Salat.

**M. TiPP-Power!**

Quinoa ist mit seinem für Getreide hohen Eiweißgehalt optimal für Ihren Körper. Außerdem verstecken sich Magnesium, Folsäure, Eisen und viele weitere Ballaststoffe darin.

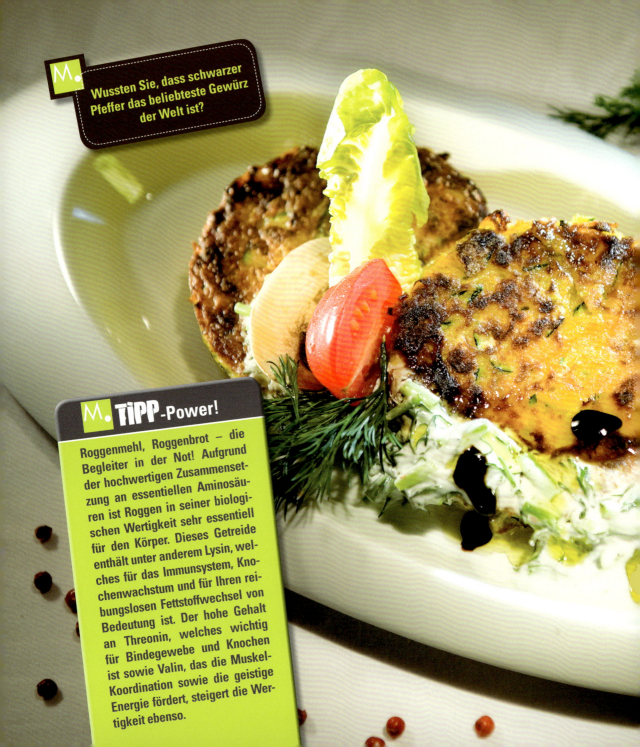

**M.** Wussten Sie, dass schwarzer Pfeffer das beliebteste Gewürz der Welt ist?

**M. TiPP-Power!**

Roggenmehl, Roggenbrot – die Begleiter in der Not! Aufgrund der hochwertigen Zusammensetzung an essentiellen Aminosäuren ist Roggen in seiner biologischen Wertigkeit sehr essentiell für den Körper. Dieses Getreide enthält unter anderem Lysin, welches für das Immunsystem, Knochenwachstum und für Ihren reibungslosen Fettstoffwechsel von Bedeutung ist. Der hohe Gehalt an Threonin, welches wichtig für Bindegewebe und Knochen ist sowie Valin, das die Muskel-Koordination sowie die geistige Energie fördert, steigert die Wertigkeit ebenso.

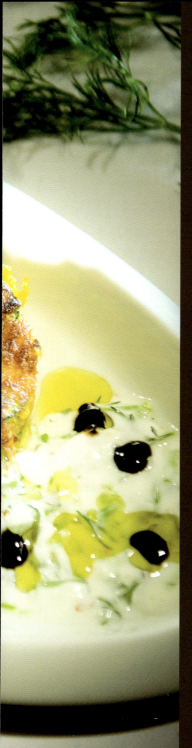

GRÜNE KRAFT VORAUS

# ZUCCHINIPUFFER MIT JOGHURT-KRÄUTER-SAUCE

ZUTATEN: 1 Portion Gemüse (davon 2/3 Zucchini, 1/3 Kürbis)
1 EL Roggenmehl
1 Ei
Etwas Oregano
3 EL Rapsöl
Salz, Pfeffer, Muskat gerieben

JOGHURT-KRÄUTER-SAUCE:
½ Portion Joghurt 3,5 %
½ Limette
1 TL Petersilie
Salz und Pfeffer
½ Tomate

SO GEHT'S:

Kürbis und Zucchini schälen und mit dem Gemüsehobel grob reiben. In ein Sieb geben, leicht ausdrücken und mit Roggenmehl mischen. Das Ei mit dem grob zerpflückten Oregano und den Gewürzen verquirlen. Mit dem Gemüse vermischen und etwa 10 Minuten quellen lassen.

Joghurt, Limette und Thymian dazugeben. Mit den Gewürzen abschmecken und zum Schluss die Tomaten fein würfeln und unterziehen. Aus der Zucchini-Kürbismasse im heißen Rapsöl 12 kleine Puffer ausbacken. Die Zucchinipuffer auf dem Teller verteilen und die Joghurt-Kräuter-Sauce dazu reichen.

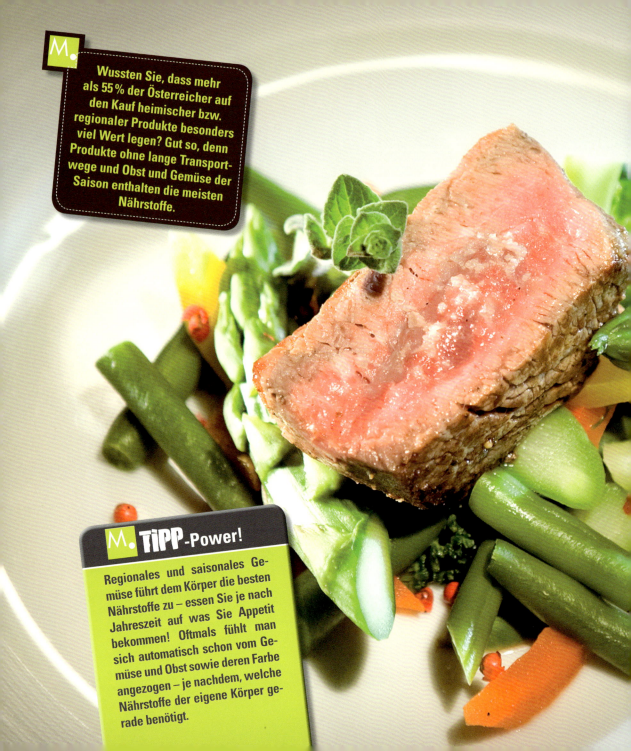

**M.** Wussten Sie, dass mehr als 55 % der Österreicher auf den Kauf heimischer bzw. regionaler Produkte besonders viel Wert legen? Gut so, denn Produkte ohne lange Transportwege und Obst und Gemüse der Saison enthalten die meisten Nährstoffe.

## M. TiPP-Power!

Regionales und saisonales Gemüse führt dem Körper die besten Nährstoffe zu – essen Sie je nach Jahreszeit auf was Sie Appetit bekommen! Oftmals fühlt man sich automatisch schon vom Gemüse und Obst sowie deren Farbe angezogen – je nachdem, welche Nährstoffe der eigene Körper gerade benötigt.

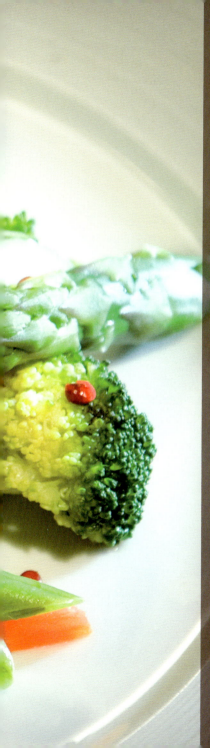

STARK WIE EIN STIER
# RINDERFILET MIT FRISCHEM GEMÜSE

ZUTATEN:  1 Portion Rinderfilet
1 TL Rosmarin
1 TL Thymian
Salz, Pfeffer
1 Portion Gemüse (grüne Bohnen, Spargel, Brokkoli, Tomaten, Paprika, Zwiebel)
100 ml Gemüsebrühe aus dem Reformhaus
1 EL Essig

SO GEHT'S:
Rinderfilet mit kaltem Wasser kurz abspülen und mit Rosmarin, Thymian, Salz und Pfeffer würzen. Eine Pfanne erhitzen und die kleinwürfelig geschnittene Zwiebel darin anrösten. Das jeweils ausgewählte Gemüse mit etwas Gemüsebrühe oder Wasser und Essig aufgießen und kurz aufkochen lassen.

Das Rinderfilet rasch beidseitig knackig anbraten und mit dem Gemüse schön garniert genießen.

# GRÜNE BANDNUDELN MIT FETAKÄSE

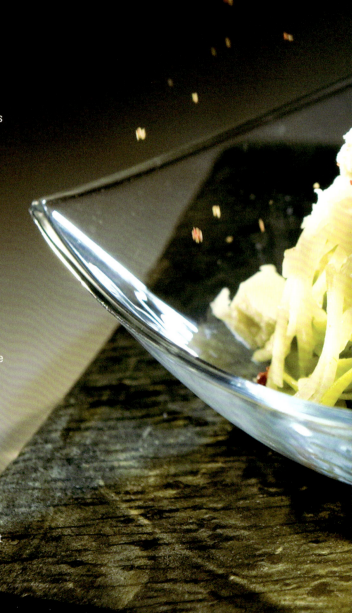

**ZUTATEN:**
- 1 mittelgroßer Kohlrabi
- ½ Schalotte
- 1 EL Petersilie
- 1 Tomate
- 100 ml Gemüsebrühe aus dem Reformhaus
- 1 Portion Feta
- 80 g grüne Bandnudeln
- Etwas Salz, Muskatnuss und Pfeffer
- 1 TL Rapsöl, Ghee oder Kokosfett

**SO GEHT'S:**

Die Bandnudeln in kochendem Wasser bissfest kochen. Anschließend mit kaltem Wasser abschrecken. Den Kohlrabi waschen, schälen und fein in Längsrichtung schneiden.

Schalotte kleinwürfelig vorbereiten. In einer Pfanne Rapsöl, Ghee oder Kokosfett erhitzen, die geschnittene Schalotte gemeinsam mit dem Kohlrabi vermengen und in Öl etwas dünsten lassen.

Für den besonderen Geschmack können Sie nun auch zusätzlich zur Gemüsebrühe den Kohlrabi mit etwas Weißwein ca. 5 Minuten einkochen lassen (ca. 50 ml). Jetzt mit etwas Muskatnuss, Salz und Pfeffer würzen und abschmecken.

Anschließend die Bandnudeln beimengen und mit Kirschtomaten, dem Feta und etwas Petersilie garniert servieren und genießen.

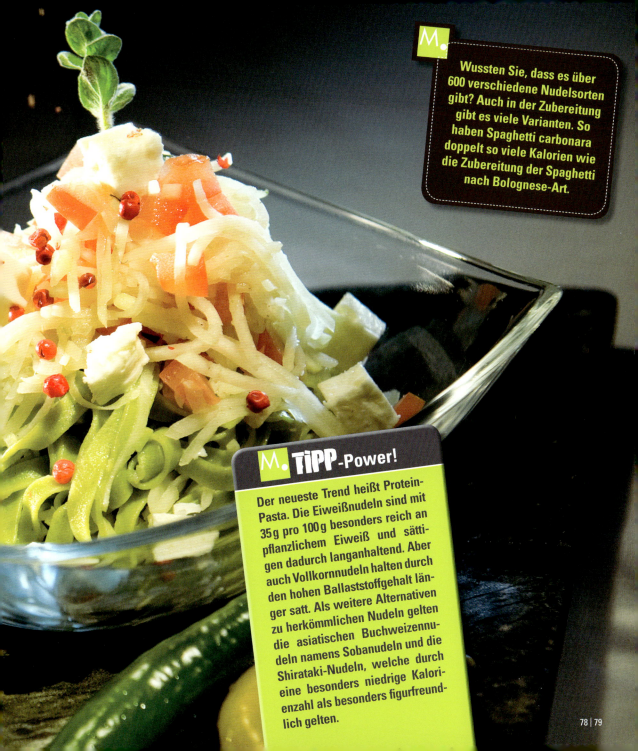

**M.** Wussten Sie, dass es über 600 verschiedene Nudelsorten gibt? Auch in der Zubereitung gibt es viele Varianten. So haben Spaghetti carbonara doppelt so viele Kalorien wie die Zubereitung der Spaghetti nach Bolognese-Art.

## M. TiPP-Power!

Der neueste Trend heißt Protein-Pasta. Die Eiweißnudeln sind mit 35 g pro 100 g besonders reich an pflanzlichem Eiweiß und sättigen dadurch langanhaltend. Aber auch Vollkornnudeln halten durch den hohen Ballaststoffgehalt länger satt. Als weitere Alternativen zu herkömmlichen Nudeln gelten die asiatischen Buchweizennudeln namens Sobanudeln und die Shirataki-Nudeln, welche durch eine besonders niedrige Kalorienzahl als besonders figurfreundlich gelten.

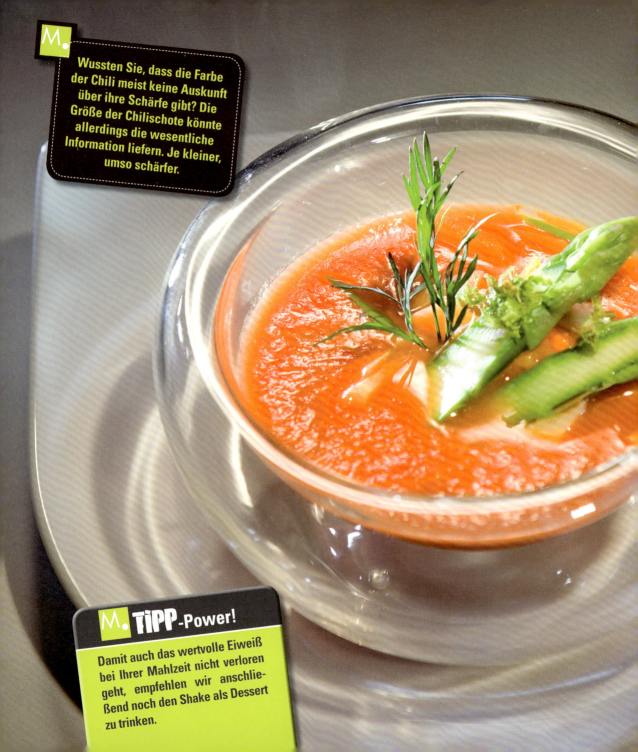

**M. **Wussten Sie, dass die Farbe der Chili meist keine Auskunft über ihre Schärfe gibt? Die Größe der Chilischote könnte allerdings die wesentliche Information liefern. Je kleiner, umso schärfer.

**M. TiPP-Power!**
Damit auch das wertvolle Eiweiß bei Ihrer Mahlzeit nicht verloren geht, empfehlen wir anschließend noch den Shake als Dessert zu trinken.

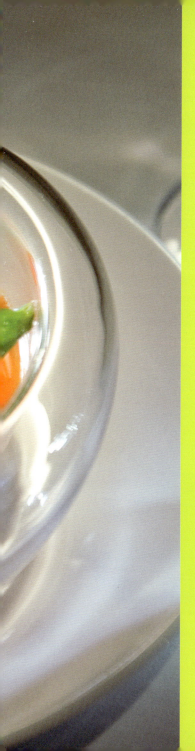

# SCHLANKSUPPE MIT NACHSCHLAG

ZUTATEN:
- 1 weiße Zwiebel
- 1 cm frischer Ingwer
- ½ kg reife Tomaten
- ½ lange Chilischote
- ½ TL zerstoßener Koriandersamen
- 1 EL Gemüsebrühe
- Je ½ rote und gelbe Paprikaschote
- ½ Stange Lauch (etwa 300 g)
- 120 g Staudensellerie
- Schwarzer Pfeffer aus der Mühle
- Meersalz
- 1 unbehandelte Zitrone
- Petersilie
- Schnittlauch
- Leinöl, Rapsöl

SO GEHT'S:
Zwiebeln und Ingwer schälen und in kleine Würfel schneiden. Die Tomaten waschen, vom Blütenansatz befreien und ebenfalls würfeln. Die Chilischote putzen, waschen, längs aufschneiden und entkernen. Das Rapsöl in einem Topf erhitzen. Zwiebeln, Ingwer und Knoblauch darin andünsten. Mit Salz und Koriander würzen. Mit der Brühe aufgießen und einmal aufkochen lassen. Dann die Tomaten und Peperoni dazugeben und etwa 30 Minuten köcheln lassen. Anschließend mit dem Passierstab durch ein feines Sieb in einen Topf streichen und erneut aufkochen lassen. Paprika und Lauch waschen, putzen und in kleine Stücke schneiden. Paprika, Lauch und Sellerie hinzufügen und bei Niedrigtemperatur garen. Den Eintopf mit Salz und Pfeffer würzen. Zitronensaft und die abgeriebene Schale der Zitrone dazugeben, etwa 5 Minuten ziehen lassen.
Die Gemüsesuppe mit dem Passierstab (oder im Mixer) glatt pürieren und etwas Leinöl unterrühren.

Oft ist das Abendessen das einzige Mahl, das wir in Ruhe nach einem anstrengenden Tag so richtig genießen können. Und da sitzt auch oft die Falle! Viele Menschen essen den ganzen Tag wenig oder unintelligent und holen das am Abend in vollem Maße auf! Die Folge kennen wir alle: Mit einem schweren Magen fallen wir nach dem Essen auf die Couch und mit einem schlechten Gewissen dann ins Bett!

Zeit, das zu ändern: Genießen Sie Ihr Abendessen gesund und ausgewogen! Verwöhnen Sie sich, Ihren Partner oder Ihre Familie mit gesunden Lebensmitteln und schlafen Sie danach entspannt und mit zufriedenem Bauch ein!

## M.TIPP-Power!

Die Garantie für den scharfen Blick! Rote, gelbe und orange Paprika sind reich an Vitamin C und Lutein und damit auch optimal für Ihre Sehkraft!

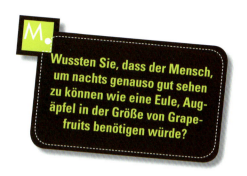

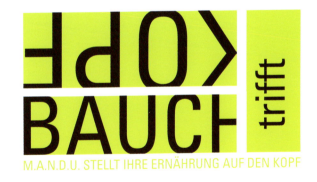

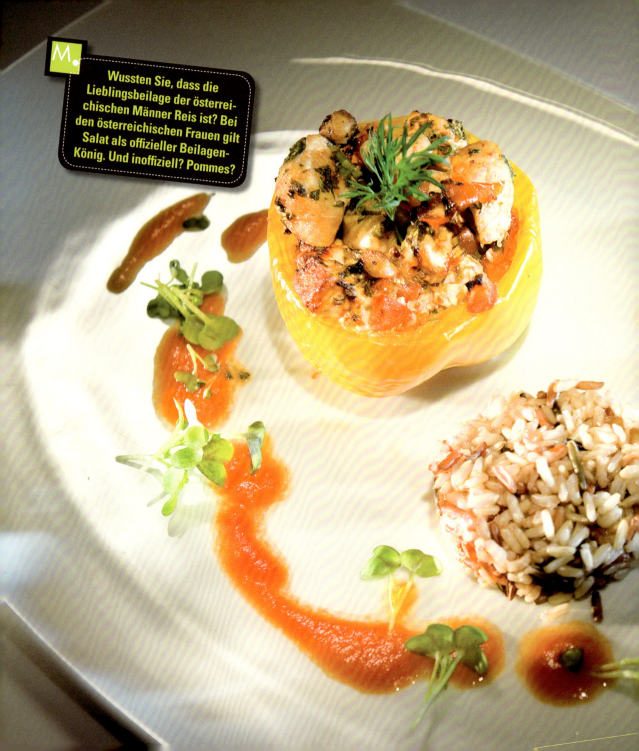

**M.** Wussten Sie, dass die Lieblingsbeilage der österreichischen Männer Reis ist? Bei den österreichischen Frauen gilt Salat als offizieller Beilagen-König. Und inoffiziell? Pommes?

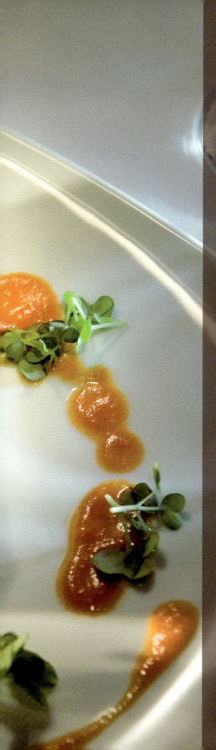

# PAPRIKA HERZHAFT GEFÜLLT
HÜHNERFLEISCH MIT SCHAFKÄSE IN GEMÜSE

ZUTATEN:
1 Paprika
60 g Naturreis
1 Portion Eiweiß, halb Hühnerfleisch, halb Feta
½ Ei
½ Zwiebel
Etwas Schnittlauch und Petersilie
1 TL rotes Paprikapulver
Salz, Pfeffer, Oregano
Olivenöl
Blattsalat

SO GEHT'S:
Zuerst den Reis kochen, denn dieser benötigt die längste Zubereitungsdauer. Paprika halbieren, waschen und aushöhlen. Anschließend bei schwacher Hitze ca. 5 Minuten blanchieren und auf einem Teller beiseite legen. Zwiebel, Schnittlauch und Petersilie grob hacken. Das Fleisch feinwürfelig schneiden, ebenso den Feta. Alle Zutaten (Hühnerfleisch, Feta, Ei, Zwiebel, Schnittlauch, Petersilie und etwas Olivenöl) in einer Schüssel vermengen, den abgetropften Reis unterheben und mit Salz, Pfeffer, etwas Oregano und Paprikapulver würzen.
Abschließend die Masse in die blanchierten Paprikahälften füllen und in einer hitzebeständigen Form ca. 35 Minuten bei ca. 180° C im Backofen schmoren. Mit Blattsalat und etwas Petersilie garnieren, so erfreut sich auch das Auge.

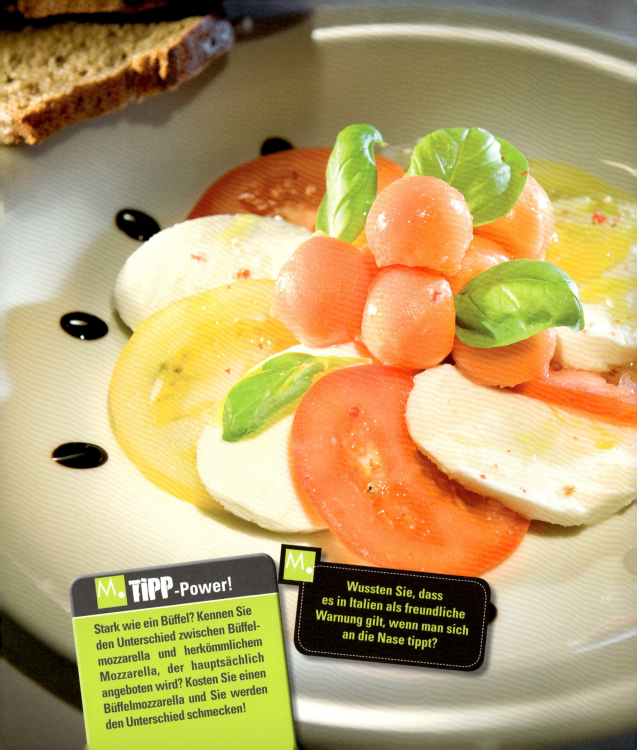

### M. TIPP-Power!

Stark wie ein Büffel? Kennen Sie den Unterschied zwischen Büffelmozzarella und herkömmlichem Mozzarella, der hauptsächlich angeboten wird? Kosten Sie einen Büffelmozzarella und Sie werden den Unterschied schmecken!

### M.

Wussten Sie, dass es in Italien als freundliche Warnung gilt, wenn man sich an die Nase tippt?

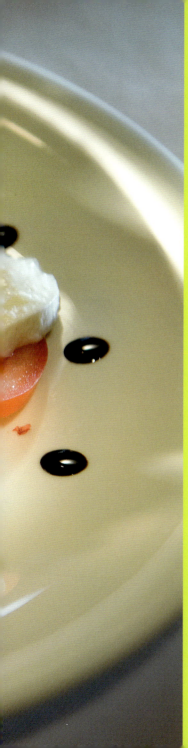

# BÜFFELMOZZARELLA MIT TOMATEN

Büffel exotic

ZUTATEN:
- 1 Portion Büffelmozzarella
- 1 Tomate
- 1 EL Olivenöl
- Salz und Pfeffer aus der Mühle
- 10 Basilikumblätter
- 1 Portion Obst (Papaya)
- Balsamico-Essig

SO GEHT'S:
Den Büffelmozzarella sowie die Tomate in feine, dünne Scheiben schneiden und abwechselnd in einem Kreis auf dem Teller anrichten.

Nun mit Salz und Pfeffer würzen, anschließend mit etwas Olivenöl und Balsamico-Essig servieren und mit Basilikum dekorieren.

In der Mitte des Tellers die in Würfel geschnittene Papaya platzieren und den exotisch-gesunden Touch genießen.

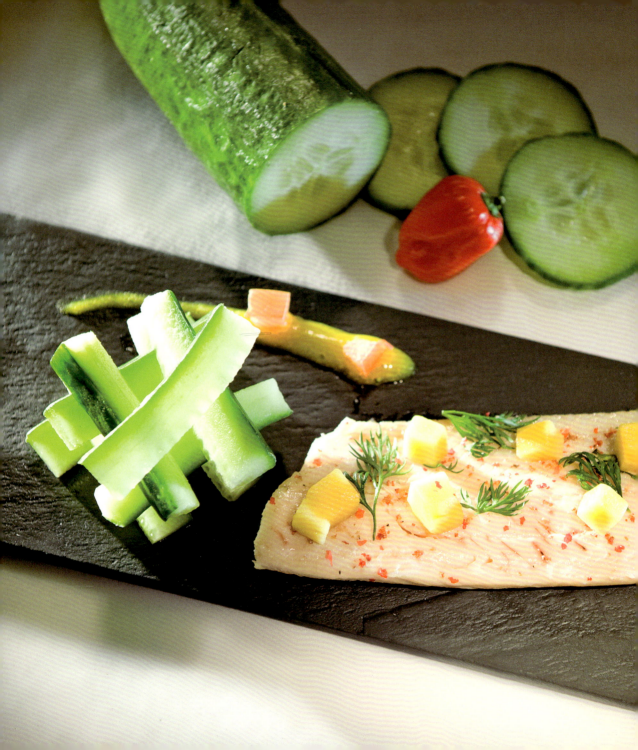

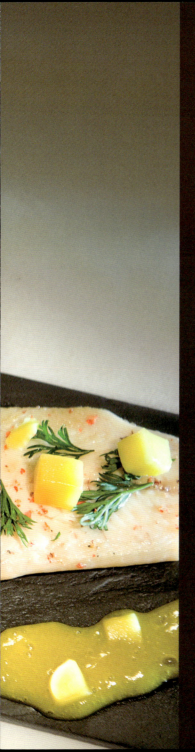

FISCH FOR FUN
# KALTE FORELLE MIT MANGO-SAUCE UND GURKEN-STICKS

ZUTATEN:
- 1 Portion geräuchertes Forellenfilet
- 1 Portion Obst (Mango)
- 1 Portion Blattsalat (davon ¼ Salatgurke)
- Salz und Pfeffer aus der Mühle
- 1 TL Currypulver
- 1 EL Dill
- ½ Zitrone
- 1 EL Olivenöl

SO GEHT'S:
Die Forelle mit etwas Olivenöl, Salz und Pfeffer sowie Zitronensaft am Teller mit Dill anrichten.

MANGO-SAUCE:
Die Mango grob pürieren und ein wenig Salz, Pfeffer und Zitronensaft beimengen. Etwas Currypulver verleiht dem Ganzen noch einen satteren gelben Ton.

Die Salatgurke gut waschen und in Sticks schneiden und am Teller neben der Forelle in der Mango-Sauce garnieren.

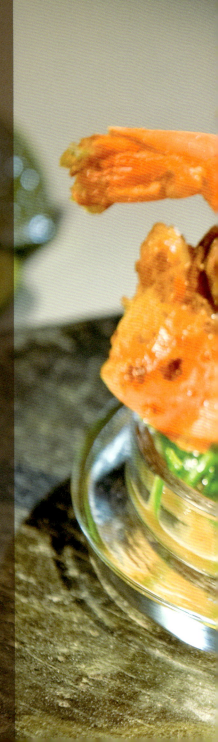

> **M.**
> Wussten Sie, dass zwei von fünf Personen ihre erste große Liebe heiraten? Romantisch!

DIE SCHNELLE VERFÜHRUNG
# GARNELEN AUF SPINAT MIT APFELSTÜCKCHEN

ZUTATEN:
- 1 Portion Garnelen
- 300 g Blattspinat
- 1 Knoblauchzehe
- ½ Zwiebel
- ½ Apfel
- Salz und Pfeffer aus der Mühle
- 1 TL Currypulver
- 2 EL Rapsöl

**SO GEHT'S:**

Die Zwiebel fein schneiden und in Rapsöl goldbraun anschwitzen. Den Spinat hinzugeben und nur ein paar Sekunden dünsten. In der Zwischenzeit die Garnelen waschen und knackig in Rapsöl anbraten, den Knoblauch dazugeben und kurz schwenken. Die Apfelhälfte kleinwürfelig schneiden und beimengen. Würzen Sie mit einer Prise Salz, Pfeffer und Currypulver.

Den Spinat auf dem Teller anrichten und die Garnelen mit den feinen Apfelstücken darüber verteilen.

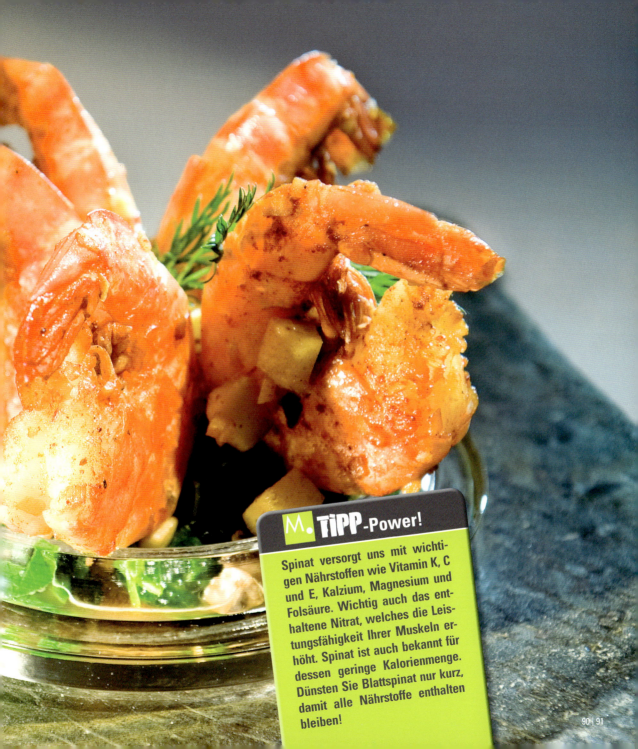

## M. TIPP-Power!

Spinat versorgt uns mit wichtigen Nährstoffen wie Vitamin K, C und E, Kalzium, Magnesium und Folsäure. Wichtig auch das enthaltene Nitrat, welches die Leistungsfähigkeit Ihrer Muskeln erhöht. Spinat ist auch bekannt für dessen geringe Kalorienmenge. Dünsten Sie Blattspinat nur kurz, damit alle Nährstoffe enthalten bleiben!

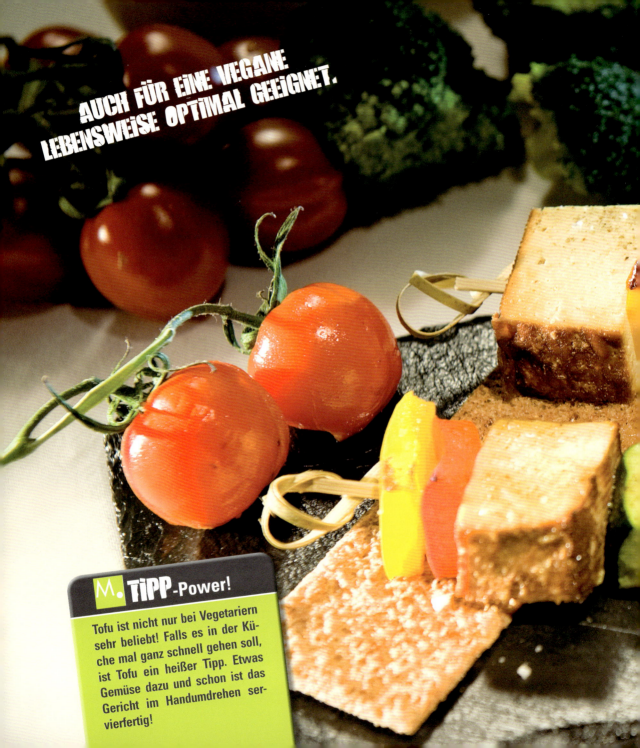

## AUCH FÜR EINE VEGANE LEBENSWEISE OPTIMAL GEEIGNET.

### M.TIPP-Power!

Tofu ist nicht nur bei Vegetariern sehr beliebt! Falls es in der Küche mal ganz schnell gehen soll, ist Tofu ein heißer Tipp. Etwas Gemüse dazu und schon ist das Gericht im Handumdrehen servierfertig!

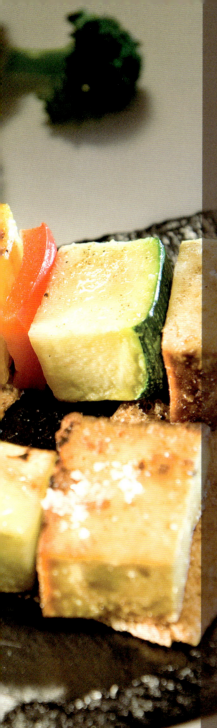

 Wussten Sie, dass 12.000 Blubberbläschen im Durchschnitt nach dem Einschenken in einem Champagnerglas perlen? Champagner gilt damit als wahrer Party-Knüller. Doch lieber sparsam damit umgehen.

DER PARTY-KNÜLLER
# BUNTE TOFU-SPIESSE

ZUTATEN:	1 Portion Tofu, geräuchert
1 Portion Gemüse (Zucchini, Paprika, Oliven)
Salz und Pfeffer
1 EL Olivenöl
6 Holzspieße
2 Scheiben Knäckebrot

SO GEHT'S:
Zucchini und Paprika in mundgroße Stücke schneiden, waschen und anschließend mit Salz, Pfeffer und Öl vermengen und am Grill im Ofen kurz erwärmen.
Tofu in einer beschichteten Pfanne kurz anbraten.
Nun abwechselnd das Gemüse und den Tofu auf die Spieße stecken. Bei Umluft von 200° C für ca. 5 Minuten auf den Grill im Ofen legen und danach genießen.

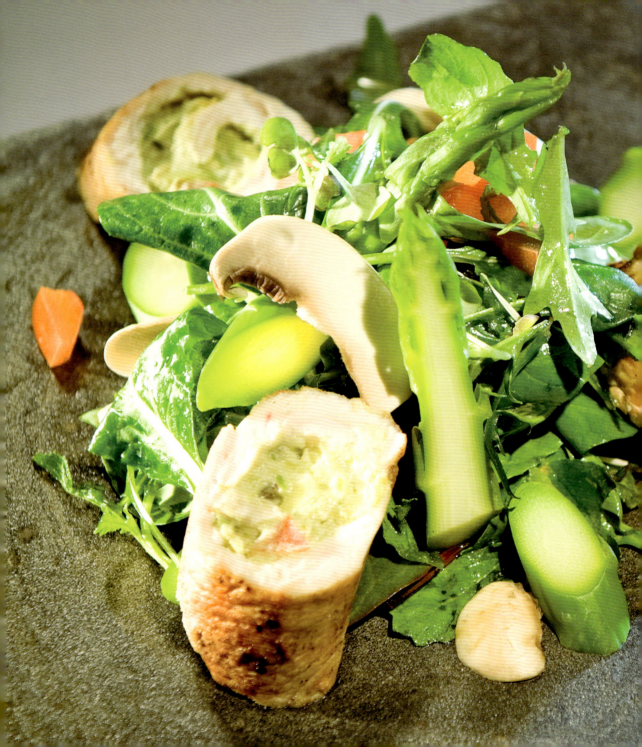

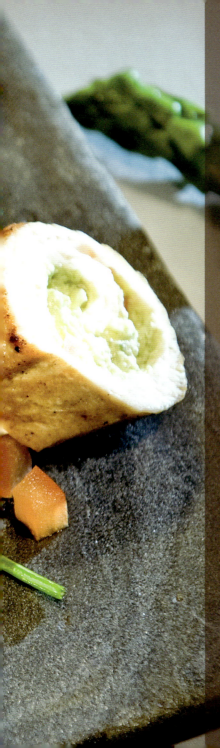

DIE SCHNELLE ROLLE
# PUTENBRUST MIT AVOCADO

**ZUTATEN:** 1 Portion Putenbrust
1 Avocado
½ Zwiebel
3 EL Gemüsebrühe aus dem Reformhaus
1 Handvoll Walnüsse
½ Zitrone
Salz und Pfeffer
1 EL Rapsöl
4 Zahnstocher
100 g grüner Salat

**SO GEHT'S:**
Die Putenbrust gut waschen und mit Salz und Pfeffer beidseitig würzen. Die Avocado mit einer Gabel fein zerdrücken und mit Salz, Pfeffer und Zitronensaft vermengen. Die Walnüsse grob hacken und der Masse hinzufügen. Nun die Putenbrust auf einer Seite mit der Masse bestreichen, einrollen und mit dem Zahnstocher fixieren. Die Zwiebel fein hacken und in Olivenöl goldbraun anrösten. Das Fleisch beigeben und von allen Seiten heiß anbraten. Zum Schluss die Rolle auf einem Teller für 20 Minuten bei 110° C in den Ofen geben. Ein frischer Salat schmeckt hervorragend dazu.

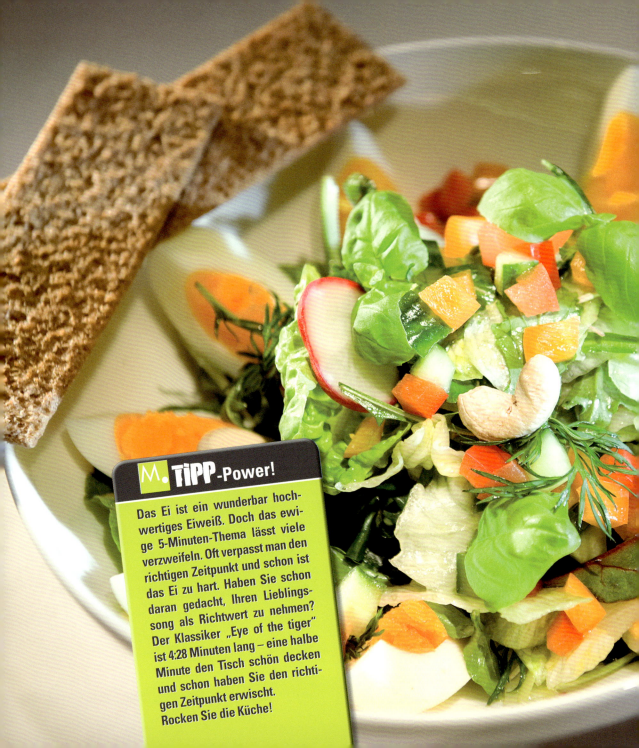

## M. TIPP-Power!

Das Ei ist ein wunderbar hochwertiges Eiweiß. Doch das ewige 5-Minuten-Thema lässt viele verzweifeln. Oft verpasst man den richtigen Zeitpunkt und schon ist das Ei zu hart. Haben Sie schon daran gedacht, Ihren Lieblingssong als Richtwert zu nehmen? Der Klassiker „Eye of the tiger" ist 4:28 Minuten lang – eine halbe Minute den Tisch schön decken und schon haben Sie den richtigen Zeitpunkt erwischt. Rocken Sie die Küche!

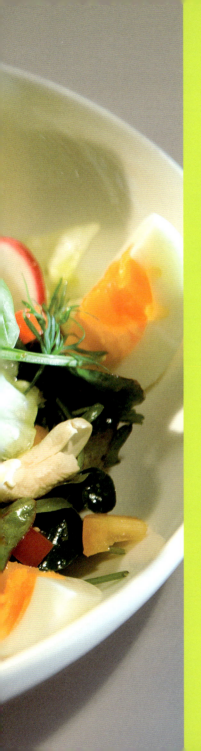

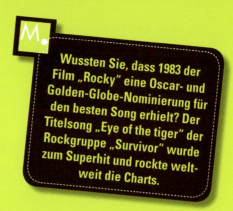

Wussten Sie, dass 1983 der Film „Rocky" eine Oscar- und Golden-Globe-Nominierung für den besten Song erhielt? Der Titelsong „Eye of the tiger" der Rockgruppe „Survivor" wurde zum Superhit und rockte weltweit die Charts.

# EIER AUF GEMISCHTEM SALAT

Zackige 5 Minuten

ZUTATEN:  1 Portion Ei
1 Portion Gemüse (gemischter Salat, Radieschen, roter Paprika, Schnittlauch)
2 EL Essig
1 EL Olivenöl
Salz und Pfeffer

SO GEHT'S:

Die Eier 5 Minuten kochen, schälen und halbieren oder vierteln.
Die Radieschen und den Paprika würfelig schneiden, gemeinsam mit dem Salat waschen und mit Olivenöl, Apfelessig, Salz und Pfeffer anrichten.

Das Ei hinzufügen und mit Schnittlauch garnieren.

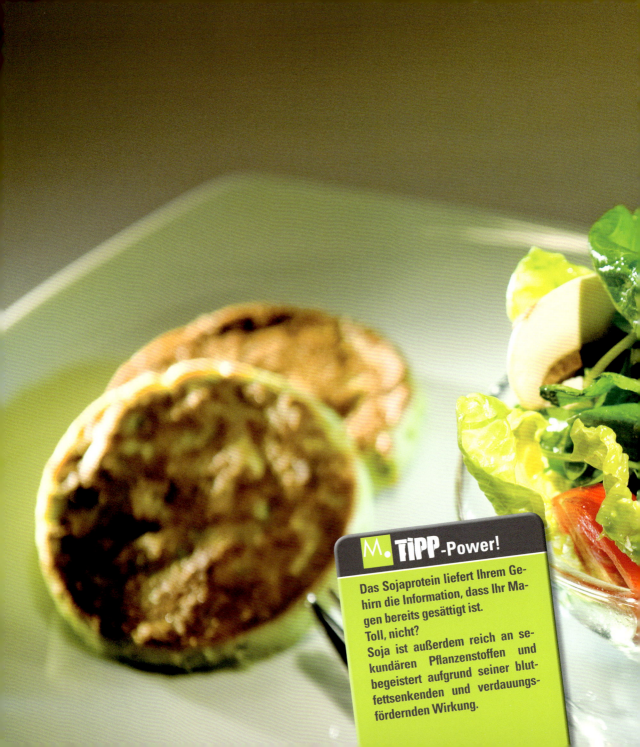

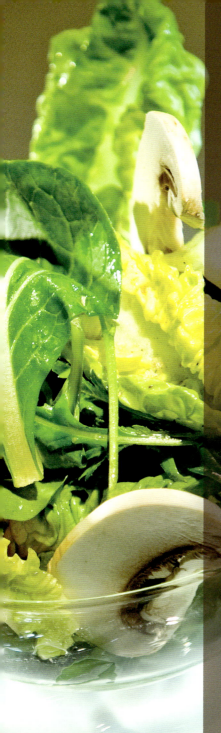

Wussten Sie, dass die Farben gelb, rot und orange gerne in Fast-Food-Restaurants verwendet werden, da sie Hunger hervorrufen?

# SOJABOHNEN-TALER

ZUTATEN:
- 1 Portion Sojabohnen
- ½ Ei
- ½ Zucchini
- ½ Zwiebel
- 1 EL Petersilie
- Salz und Pfeffer
- Etwas Chili
- 2 EL Rapsöl, Ghee oder Kokosfett
- 100 g gemischter Salat

## SO GEHT'S:

Sojabohnen kochen und pürieren. Das ganze Ei in die Masse einrühren und das Gemüse beimengen. Zwiebel fein schneiden, zerdrücken und Zucchini fein hacken, ebenso die Petersilie. Würzen und alles zusammen vermengen. Kleine Taler formen und in heißem Rapsöl, Ghee oder Kokosfett beiderseits anbraten.

# CREMIGE AVOCADO-SUPPE MIT GARNELEN

**ZUTATEN:**
- 1 Portion Garnelen
- 1 Avocado
- 1 EL Zitronensaft
- 250 ml Gemüsebrühe aus dem Reformhaus
- Salz und Pfeffer
- 1 EL Kokosfett
- 1 TL Curry
- 1 TL Chili

**SO GEHT'S:**

Die Garnelen in einer Teflonpfanne rundum braten. Besonders exotisch schmecken die Garnelen, wenn man sie in hochwertigem Kokosfett anbrät und mit etwas Curry und Chili würzt. Das Fruchtfleisch der Avocado mit Zitronensaft beträufeln, mit Gemüsebrühe vermischen und pürieren. Die Suppe erwärmen und die Garnelen dazugeben. Dieses Gericht kann auch hervorragend kalt genossen werden.

**M.TiPP-Power!**

Damit die kalte Suppe nicht braun wird, den Avocadokern bis zum Servieren in der Suppe belassen.

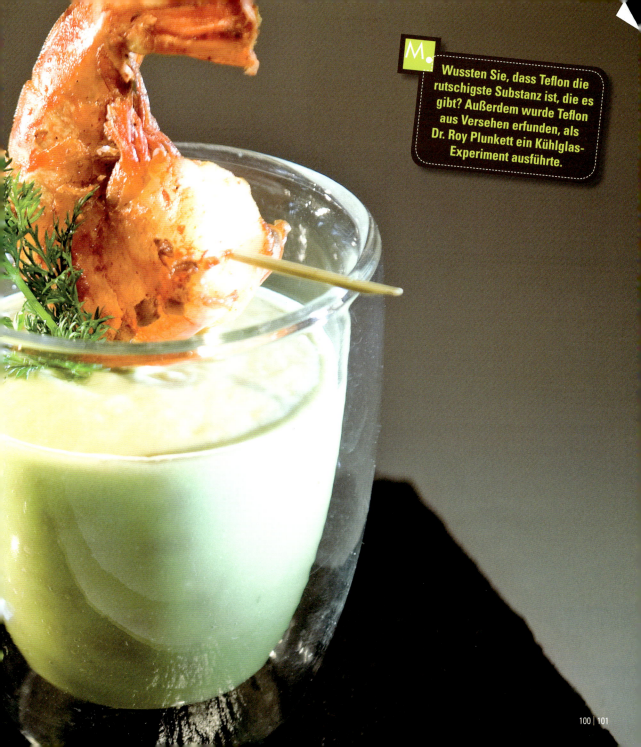

**M.** Wussten Sie, dass Teflon die rutschigste Substanz ist, die es gibt? Außerdem wurde Teflon aus Versehen erfunden, als Dr. Roy Plunkett ein Kühlglas-Experiment ausführte.

# TUN SIE ES OHNE SCHLECHTES GEWISSEN

Stoffwechselumstellung hin oder her, Diät-Gurus rauf und runter, bunte Vitamine, Fruchtsalat und Co. ... Sie werden uns recht geben: Ab und zu braucht man trotzdem etwas Süßes.

Die wichtigste Regel hierbei lautet: Kochen Sie jedes Dessert mit Genuss und lassen Sie es ohne schlechtes Gewissen Löffel für Löffel auf der Zunge zergehen! Sich dauerhaft zu kasteien macht keinen Spaß und ist das definitive AUS einer jeden Diät. Woran denken wir den ganzen Tag, wenn wir uns vornehmen, keine Schokolade mehr zu essen? An nichts anderes als die herrliche Schokolade, die wir im Schrank haben! Genießen Sie deshalb in Maßen, aber ohne schlechtes Gewissen! Dazu etwas Sport, um unsere Muskeln, die Fettverbrenner Nummer Eins, aufzubauen und Ihr Körper verzeiht Ihnen jede Sünde.

Die folgenden Rezepte sind jedoch keine reinen Sünden: Auch hier ist das Eiweiß im Vordergrund, sodass wir ohne Reue genießen können!

Probieren Sie die Nachspeisen auch bei Gästen aus – Sie werden erstaunt sein, wie gut Ihr gesundes Desserts ankommen wird!
Und nun: viel Spaß beim Genießen!

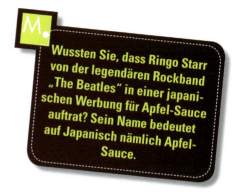

**M.** Wussten Sie, dass Ringo Starr von der legendären Rockband „The Beatles" in einer japanischen Werbung für Apfel-Sauce auftrat? Sein Name bedeutet auf Japanisch nämlich Apfel-Sauce.

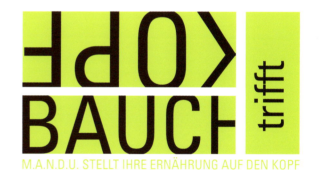

KOPF trifft BAUCH

M.A.N.D.U. STELLT IHRE ERNÄHRUNG AUF DEN KOPF

DAS DESSERT

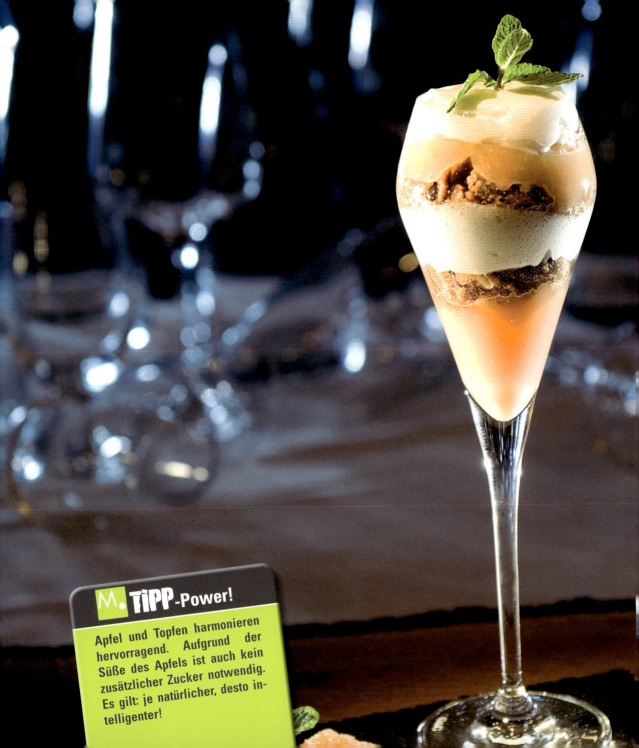

**M. TIPP-Power!**

Apfel und Topfen harmonieren hervorragend. Aufgrund der Süße des Apfels ist auch kein zusätzlicher Zucker notwendig. Es gilt: je natürlicher, desto intelligenter!

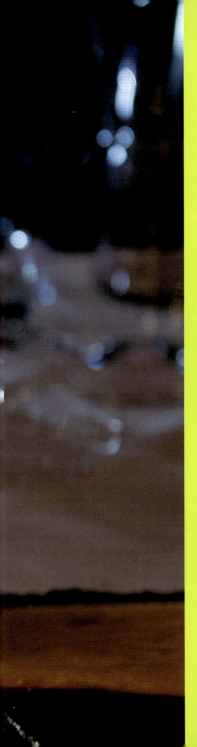

# TOPFEN-APFEL-DESSERT

ZUTATEN:  2 Äpfel
1 TL Ingwer, fein gerieben
1 TL Zimt
4 Scheiben Roggenknäckebrot
1 Portion Topfen 40 %
2 TL Kakao- oder Kaffeepulver

## SO GEHT'S:
Die Äpfel entkernen, klein würfeln und in etwas Wasser andünsten. Mit Ingwer und Zimt würzen. Das Knäckebrot in eine Plastiktüte geben (alternativ in ein Geschirrtuch einwickeln) und mit einem Teigroller zerkleinern. Zum Topfen 5 Esslöffel (Mineral-)Wasser geben, damit er cremig wird. In zwei Gläser je 1/6 des Apfelmuses schichten, danach Brotbrösel und Topfen. Das Ganze zweimal schichten und mit Kakao- oder Kaffeepulver bestäuben.

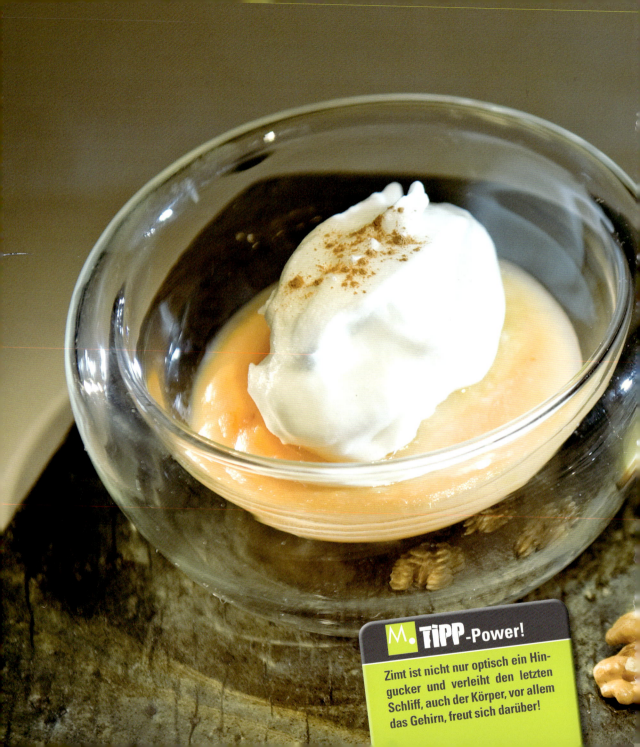

## M.TiPP-Power!

Zimt ist nicht nur optisch ein Hingucker und verleiht den letzten Schliff, auch der Körper, vor allem das Gehirn, freut sich darüber!

**Wussten Sie, dass Chili-Pulver, Zimt und Gewürzsalz zu den häufigsten Gewürzen in amerikanischen Haushalten zählen?**

# SCHNEEHAUBEN-APFEL

ZUTATEN:  1 Apfel
2 Eier
2 TL Zimt

### SO GEHT'S:
Den Apfel entkernen, schälen und klein würfeln. In einer Pfanne dünsten bis Apfelmus entsteht. Nun das Eiklar steifschlagen und unter den Apfel heben. Abschließend mit Zimt bestäuben.

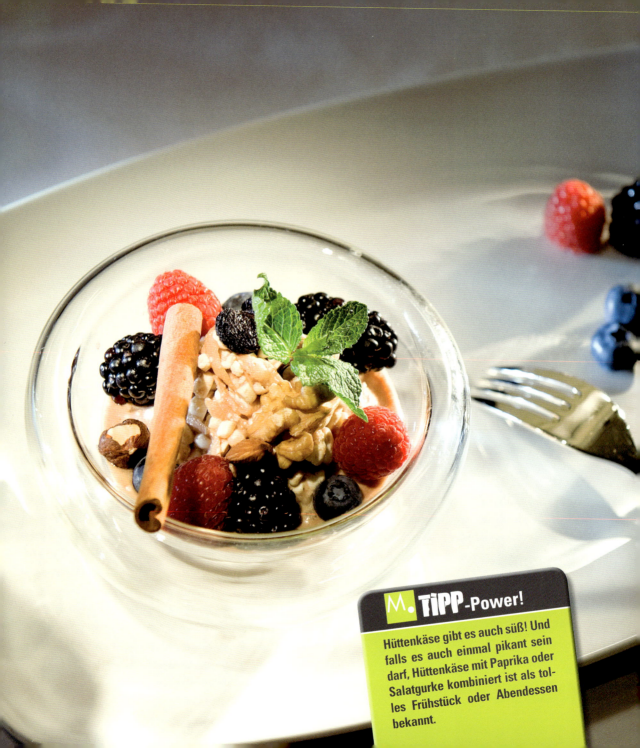

**M. TIPP-Power!**

Hüttenkäse gibt es auch süß! Und falls es auch einmal pikant sein darf, Hüttenkäse mit Paprika oder Salatgurke kombiniert ist als tolles Frühstück oder Abendessen bekannt.

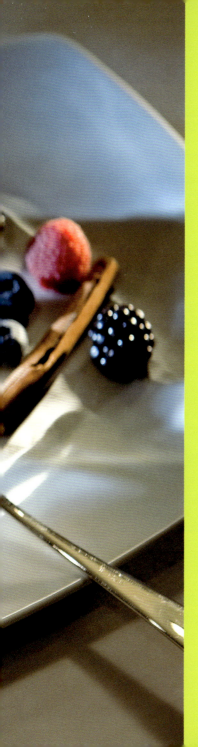

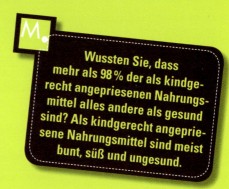

Wussten Sie, dass mehr als 98 % der als kindgerecht angepriesenen Nahrungsmittel alles andere als gesund sind? Als kindgerecht angepriesene Nahrungsmittel sind meist bunt, süß und ungesund.

# HÜTTENKÄSE SÜSS
**SUPER AUCH FÜR KINDER!**

ZUTATEN:  1 Portion Hüttenkäse
1 Portion Obst (Äpfel, Beeren, Birnen)
2 TL Zimt
2 TL Kakaopulver
½ Limette oder Zitrone
1 EL Honig

**SO GEHT'S:**
Obst waschen und zubereiten – Äpfel und Birnen entkernen und klein würfeln. Hüttenkäse mit Zimt und Kakaopulver würzen und mit dem Obst vermengen.

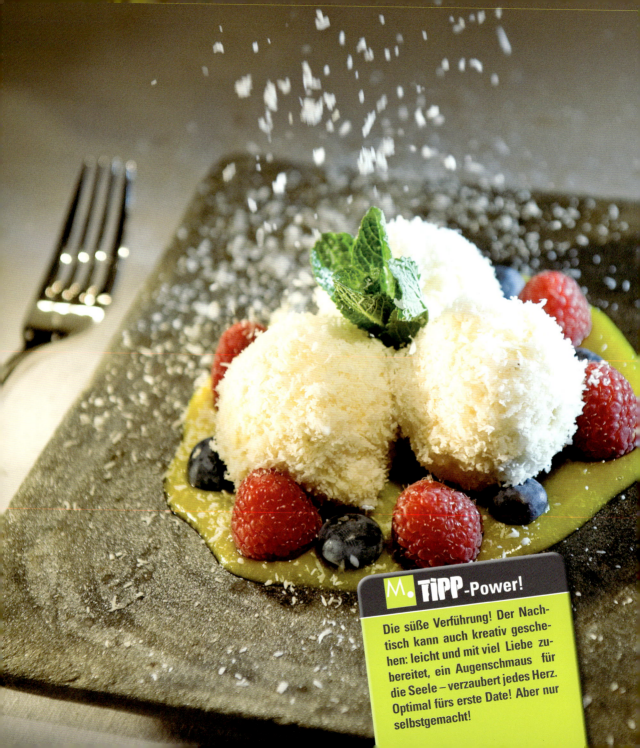

### M. TiPP-Power!

Die süße Verführung! Der Nachtisch kann auch kreativ geschehen: leicht und mit viel Liebe zubereitet, ein Augenschmaus für die Seele – verzaubert jedes Herz. Optimal fürs erste Date! Aber nur selbstgemacht!

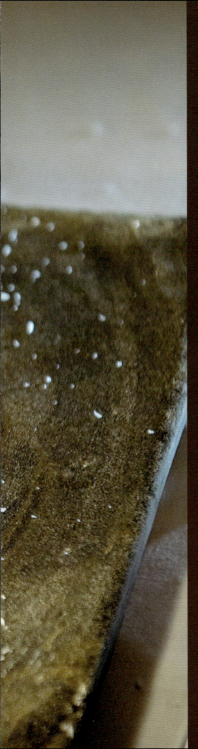

> Wussten Sie, dass sich ca. 45 % der Österreicher bereits in der Küche liebten? Dieses Studienergebnis beweist: Liebe geht durch den Magen.

# TOPFENKNÖDEL MAL ANDERS

**ZUTATEN:**
- 1 Portion Topfen
- 30 g Kokosflocken
- 30 g Mehl griffig
- 1 TL Olivenöl
- ½ Ei
- Prise Salz
- Ihr Lieblingsobst als Beilage

**SO GEHT'S:**
Topfen, Mehl, Öl, Ei und eine Prise Salz vermengen und kurz abkneten. Den Teig ca. 10 Minuten rasten lassen. Knödel formen. Wasser in einen Kochtopf geben und mit einer Prise Salz und nach Wunsch mit Zimt würzen. Die Knödel ins Wasser geben und 10 Minuten leicht köcheln lassen. Den Tellerrand nach Belieben mit Kokosflocken garnieren. So gelingt der exotische Touch!

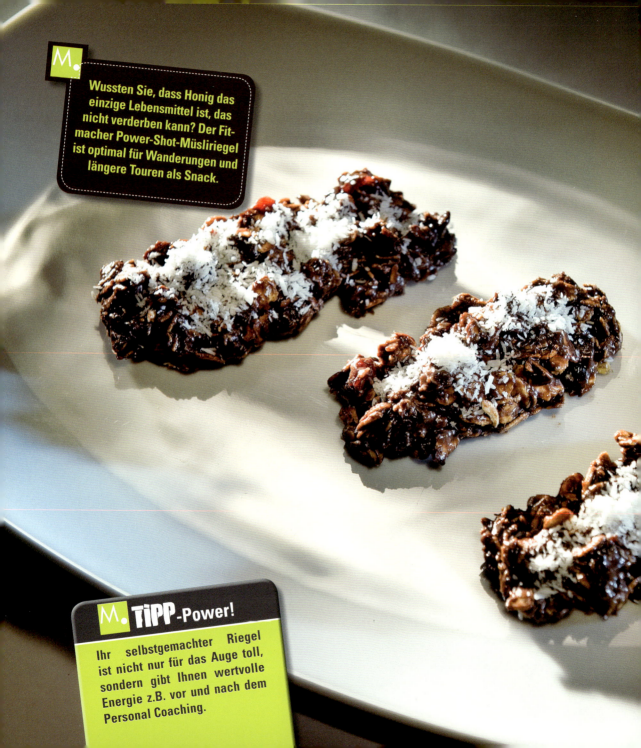

**M.** Wussten Sie, dass Honig das einzige Lebensmittel ist, das nicht verderben kann? Der Fitmacher Power-Shot-Müsliriegel ist optimal für Wanderungen und längere Touren als Snack.

**M. TIPP-Power!**
Ihr selbstgemachter Riegel ist nicht nur für das Auge toll, sondern gibt Ihnen wertvolle Energie z.B. vor und nach dem Personal Coaching.

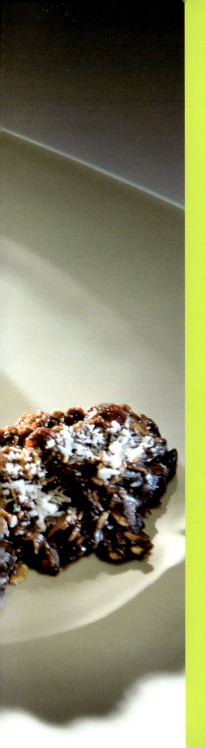

# DER FITMACHER POWER-SHOT-MÜSLIRIEGEL

ZUTATEN:  4 EL M.Bio-Müsli
3 EL M.Bio-Shake
1 EL Honig
3 EL Kokosflocken
50 g Zartbitterschokolade (je höher der Kakaoanteil ist, umso besser)
1/8 l Milch

SO GEHT'S:

M.Bio-Müsli und M.Bio-Shake vermengen, etwas Kokosflocken hinzufügen und mit 1/8 l Milch und einem Esslöffel Honig vermengen, sodass eine feste Masse entsteht. Die Schokolade im Wasserbad schmelzen und zur Masse hinzugeben.

Riegel auf einem Teller formen und 2 Stunden in den Kühlschrank stellen. Servieren Sie die Riegel etwa 5 Minuten nachdem Sie diese aus dem Kühlschrank nehmen – so kann die Schokolade ihr volles Aroma entwickeln.

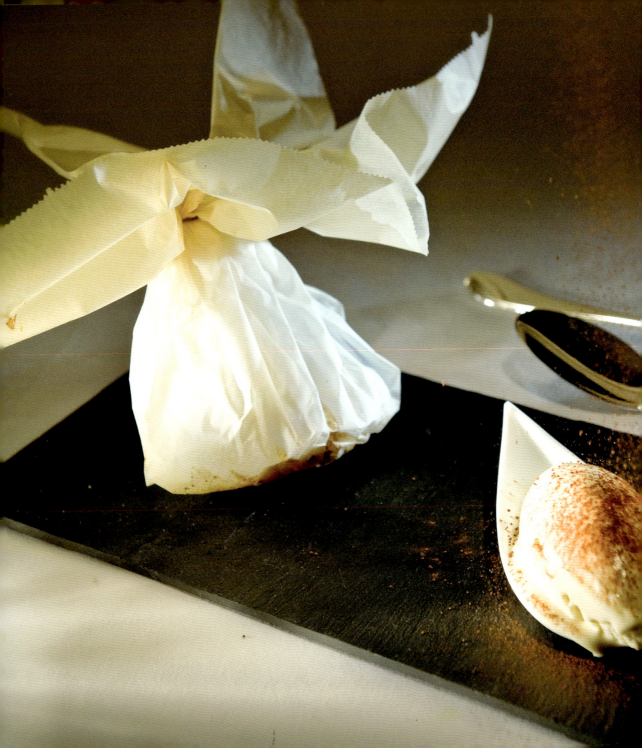

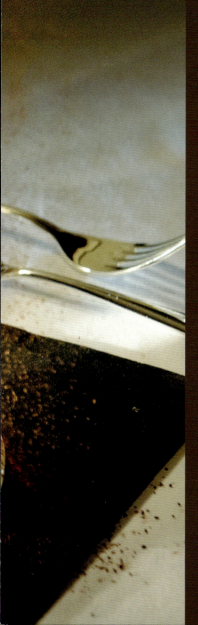

# GEFÜLLTER PFIRSICH

ZUTATEN:
- 1 Pfirsich
- 1 Portion Topfen
- 2 – 3 Walnüsse, gehackt
- 1 EL Honig
- 1 TL Grenadine-Sirup

SO GEHT'S:
Pfirsich mit einem Sparschäler schälen und den Kern mit einer Zange entfernen. Topfen, Honig und Walnüsse gut verrühren und in 2 Hälften teilen. Einen Teil mit dem Grenadine-Sirup verrühren und anschließend Nockerl formen. Die übrige Topfen-Masse in den Pfirsich füllen und mit Küchenpergament wie ein Bonbon einwickeln. Zum Schluss den gefüllten Pfirsich im Backrohr bei ca. 180 °C für etwa 10 Minuten backen.

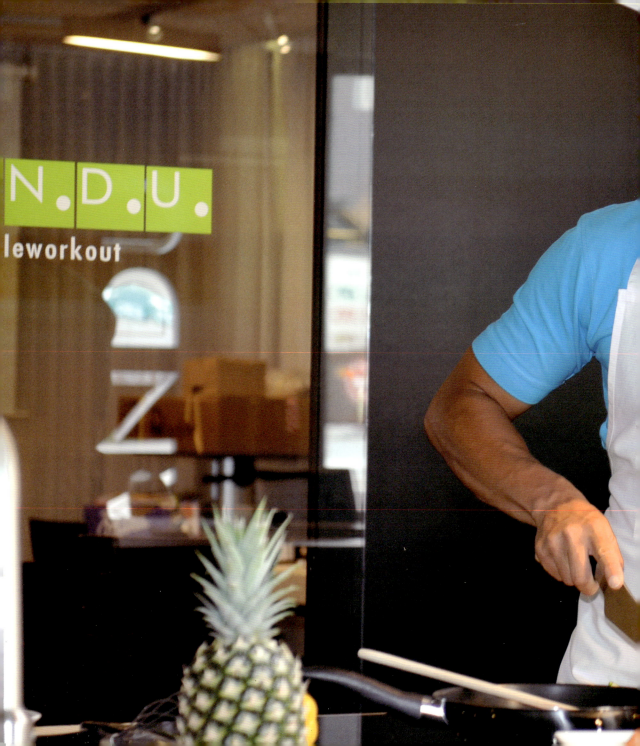

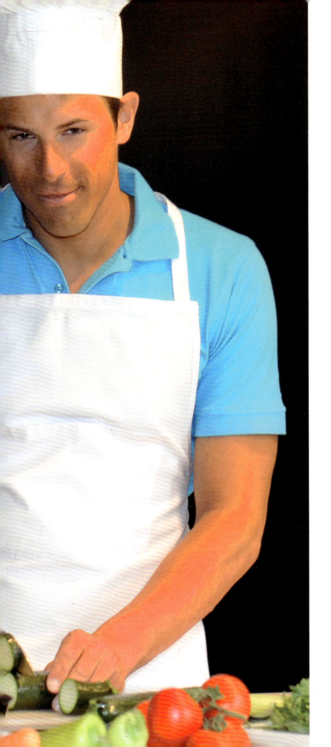

Konzept, Grafik/Design, Fotos, Druck: G.A.Service GmbH
Rezepte & Text: M.A.N.D.U. GmbH

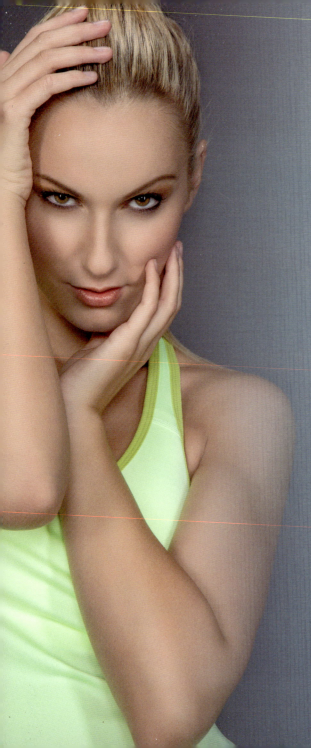

# SIE HABEN´S GESCHAFFT – HERZLICHEN GLÜCKWUNSCH!!!

Wir gratulieren Ihnen – und Sie sich am besten selbst gleich mit! Damit Sie auch langfristig Ihr neues Lebensgefühl halten, beachten Sie bitte weiterhin die 6 Regeln zum Erfolg und spielen Sie als Joker die 5:2-Regel aus:

Wenn Sie sich 5 Tage in der Woche intelligent ernähren, verzeiht Ihnen Ihr Stoffwechsel an 2 Tagen sündige Momente!
Denken Sie immer daran! Sündigen Sie mit Genuss, trainieren Sie Ihre 656 besten Freunde und leben Sie leidenschaftlich – dann werden Sie dauerhaft mit sich glücklich sein!
Und sollte sich mit der Zeit die 5:2-Regel in die 2:5-Regel verändern, dann greifen Sie wieder zu diesem Buch, denn der Schweinehund schaut nicht immer nur kritisch drein, er spielt auch ganz gern. Also laden Sie ihn immer mal wieder zu einem Spielchen ein.